U0129513

随身听中医传世经典系列

总主编◎裴颢

医宗必读（上）

明·李中梓◎撰

中国健康传媒集团
中国医药科技出版社

图书在版编目（CIP）数据

医宗必读/（明）李中梓撰.—北京：中国医药科技出版社，2024.4
（随身听中医传世经典系列）
ISBN 978-7-5214-2963-3

Ⅰ.①医… Ⅱ.①李… Ⅲ.①中国医药学—总集 Ⅳ.①R2-52

中国版本图书馆CIP数据核字（2022）第023465号

策划编辑　白　极　　美术编辑　陈君杞
责任编辑　王连芬　　版式设计　也　在

出版　**中国健康传媒集团** │ 中国医药科技出版社
地址　北京市海淀区文慧园北路甲22号
邮编　100082
电话　发行：010-62227427　邮购：010-62236938
网址　www.cmstp.com
规格　880×1230mm ¹/₆₄
印张　11⁷/₈
字数　367千字
版次　2024年4月第1版
印次　2024年4月第1次印刷
印刷　北京金康利印刷有限公司
经销　全国各地新华书店
书号　ISBN 978-7-5214-2963-3
定价　**58.00元**
版权所有　盗版必究
举报电话：010-62228771
本社图书如存在印装质量问题请与本社联系调换

获取新书信息、投稿、
为图书纠错，请扫码
联系我们。

内容提要

　　本书为明朝末期著名医家李中梓所撰，是一部集理、法、方、药于一体的综合性医书。全书共10卷。卷一是医论及图说，医论共14篇，以介绍医学渊源、指导学医门径为主；图说根据《内经》列述人体骨度部位及脏腑、生理等。卷二为脉诀、脉法及色诊。卷三、卷四为本草微要，以《本草纲目》为主，精选常用药物400余种，按草、木、金、石等分为11大类，概括其主治功效等。卷五至卷十论述以内科杂病为主的33种病证的病机及治疗，并附医案。全书内容宏富，理法方药咸备，颇具使用价值。

《随身听中医传世经典系列》
编委会

总主编　裴　颢

编　委　白　极　张芳芳　彭泽芬　朱　姝

李亚旗　于　娟　许明双　纪宜时

高含佳　郭雨霞　王连芬　郭紫薇

李柳骥　毛　萌　赵　健　田　甜

章　蕾

出版者的话

中医学是中华文明的瑰宝，是中国优秀传统文化的重要组成部分，传承发展中医药事业是适应时代发展要求的历史使命。《关于促进中医药传承创新发展的意见》指出：要"挖掘和传承中医药宝库中的精华精髓"，当"加强典籍研究利用"。"自古医家出经典"，凡历代卓有成就的医家，均是熟读经典、勤求古训者，他们深入钻研经典医籍，精思敏悟，勤于临证，融会贯通，创立新说，再通过他们各自的著作流传下来，给后人以启迪和借鉴。因此，经典医籍是经过了千百年来的临床实践证明，所承载的知识至今仍然是中医维护健康、防治疾病的准则，也是学习和研究中医学的必由门径。

中医传承当溯本求源，古为今用，继承是基础，应熟谙经典，除学习如《黄帝内经》《伤寒杂病论》等经典著作外，对后世历代名著也要进行泛览，择其善者而从之，如金元四家及明清诸家著作等，可扩大知识面，为临床打好基础。

然而中医典籍浩如烟海，为了帮助读者更好地"读经典做临床"，切实提高中医临床水平，我社特整理出版了《随身听中医传世经典系列》，所选书目涵盖了历代医家推崇、尊为必读的经典著作，同时侧重遴选了切于临床实用的著作。为方便读者随身携带，可随时随地诵读学习，特将本套丛书设计为口袋本，行格舒朗，层次分明，同时配有同步原文诵读音频二维码，可随时扫码听音频。本套丛书可作为中医药院校学生、中医药临床工作者以及广大中医药爱好者的案头必备参考书。

本次整理，力求原文准确，每种古籍均遴选精善底本，加以严谨校勘，若底本与校本有文字存疑之处，择善而从。整理原则如下。

（1）全书采用简体横排，加用标点符号。底本中的繁体字、异体字径改为规范简体字，古字以今字律齐。凡古籍中所见"右药""右件""左药"等字样中，"右"均改为"上"，"左"均改为"下"。

（2）凡底本、校本中有明显的错字、讹字，经校勘无误后予以径改，不再出注。

（3）古籍中出现的中医专用名词术语规范为现代通用名。如"藏府"改为"脏腑"，"旋复花"改为"旋覆花"等。

（4）凡方药中涉及国家禁猎及保护动物（如虎骨、羚羊角等）之处，为保持古籍原貌，未予改动。但在临床应用时，应使用相关代用品。

希望本丛书的出版，能够为读者便于诵读医籍经典、切于临床实用提供强有力的支持，帮助读者学有所得、学有所成，真正起到"读经典，做临床，提疗效"的作用，为中医药的传承贡献力量。由于时间仓促，书中难免存在不足之处，亟盼广大读者提出宝贵意见，以便今后修订完善。

中国医药科技出版社

2022 年 3 月

医宗必读序

　　李士材兄著《医宗必读》成，未之流布也。尝掩袂语余曰：先生与先君子交旧矣，先君慷慨有大略，明晰当世之务，方神庙时，有议开吴淞江者，先君详画利害若指诸掌，当事者弗能用，费以巨万计。既乃与袁了凡先生轸念桑梓，定减省赋役之议，虽赍志以殁，未及见诸行事，然是皆经济之事，得志于时者之所为也。梓不肖，承先君之后，发奋不遂而托于医以自见，工醯鸡之小术，忘先世之大猷，取嘲当世，贻羞地下，其若之何？

　　余曰：嘻！子固习于禅者，如之何其歧视之也？昔狄梁公再造庐陵，而其未第也，亦尝假一七以扶危；陆宣公力挽奉天，而其退也，亦尝集古方以惠世。夫医亦宁非士君子之经济也？当子在疚之期，才六龄耳，然余及睹其少成之性，弗事董率，而能自力于文章，令名噪诸生间，所至夺席，所去悬榻，斯已奇矣。已复出其余力，攻长桑之学，而洞隔垣之照，辨六气之沴疠，察七情之抑滞，所论著不下数种，而愈出愈奇。当是时，自名公巨卿，以逮贾夫牧竖，靡不引领于车尘之及门，慰藉于刀圭之入口者，荣何必减拥彗，泽何必逊澍濡也？

且夫士君子亦会其时耳，幸而达则以其石画起斯民之罢癃；不幸而穷则以金箧救斯人之夭札。如之何其歧视之也？

今丁丑之岁，会新安友人吴约生、君如，见是书而悦之，亟欲公世，选美材、征楷画，而付之梓人。于是士材复语余曰：剂施之用有限，而法施之用无穷。余抱此书久矣。微两吴君者，徒作枕中之玩而已，何能传之通邑大都，为初学者立程哉。夫事固有无所为而为，不相谋而相成者，是不可无传也。先生其为余志之。

余既悲士材之志，汇次前语；而又感两吴君之能相与有成也。复为之申曰：震瀛公之经济非洪业，而士材兄之医术非薄技也，一诸其能拯溺也；士材兄之著述非巨力，而两吴君之寿梓非小惠也，一诸其能启蒙也。通于一之说者，可以论三君子之际矣。

眉公陈继儒

医宗必读序

　　自余兄弟客云间，奉晨昏之欢，视膳之余，佐以汤药，因获交于李士材先生。先生学博而养邃，其于身中，鹊桥黄道，大海曲江，九宫三要，播精于子，塞鬼路于寅，养玄珠于戊己之宅，靡不穷其奥也。其于娑婆界中十万八千金石、草木，咸、酸、辛、辣、甘、淡之味，与夫寒、热、温、凉之性，如药王药上所称，非即身心，非离身心，靡不探其赜也。其审色察候，如禅师之勘验学人，一一知其病根所在，虽滀怴之气，不上不下，靡不隐为照也。其药笼所收，如黄芽、白雪，遍地漫空，虽鸡雄、豕零、牛溲、马勃，靡不时为帝也。其广发悲愿，结生生之缘，自宰官以逮牧竖，皆入究竟觉中，等无差别，应病与药，随取随给，靡不遍为治也。

　　盖先生从其尊人震瀛公，以《易》起家，洞乾坤辟直之理，出入于《参同》《悟真》，而要归于拈花之旨。有养己之功，故内道所通，守约而应玄；有活人之句，故外行所播，事精而功博。其所施药，如刀圭入口，仆者立起，宜乎其名不胫而驰。远迩向慕，争赴无虚日也。

先时先生有《颐生微论》《药性解》诸书行世，脍炙人口已二十年，近与余说，则理益畅，神益圆。调剂于枏梨橘柚相反之味，如禅者明暗玄要相随，未尝瞒盰优统。又如道者颠倒五行，南水北火，东金西木，纵横变化，无所不可。余始闻而骇，既而会心，知先生所得有进焉者矣！因请其秘藏，得书八卷，遂捐赀以授之梓。昔应真叩旨于师，得无心是道之说，每发一念，辄以指刻一血痕，臂无完肤，复举所得证于师。师大喝曰：无心不是道。遂涣若冰释，时往来山中寻药草以救人，先生其殆类是欤？敬为叙而行之。

新安吴肇广题

医宗序

　　李先生士材，博异之士也。隐于岐黄家，号为能生死人，其弟子惧其业之不见于后也，请论立一家之言以垂示智者。士材曰：我何论哉！病之出也，如人面之不同。约而取其源，上士见之则轶而独出，中材者守而流绝矣。繁而理其委，上士苦其盘碎，中材者炫其岐绪，则智由此惑矣。其害皆足以杀人，我何论哉。虽然，尝求之于往始，自《黄帝内经》，以至东垣、丹溪，操笔下意者，无虑数百家，人人言殊，是何为者？有读之而未必行，行之而不合者矣，此殆非作者之失，而后师不知习业者之失也。

　　夫《内经》者，原本性情，参合阴阳，视晚近为约，而其引源，未始不烦。譬之前识既立，而后智力从之。《内经》之言识也，虽不及智力，然而识之所及者广矣。见者一以为远，一以为近，犹执盆盘之水以照丘山之形，有覆水而已，丘山之形岂可得而见哉？此《内经》所以虚设，时师厌为畸书，其失一也。

若夫百家者，相因而起，匡正之术也，然而必至于偏。如仲景所未备，河间补之；东垣所未备，丹溪补之。四家之言，非相违也，而相成也。而后人执其一说，以水附凉，以火益温，曾无折衷者，是以聪极之耳，责之于视；明尽之目，强用于听。与聋瞽同，何从下志乎？盖诸家之相救，本非全书，时师乐其成法，偏滞益甚，其失二也。

今欲救兹二失，以转愚谬，则当本之《内经》，以立其正，合之诸家，以尽其变。

苟有长也，必有以持其后，使善处其长；苟有短也，必有以原其意，使巧用其短。庶医道明而时师知所归矣。于是受弟子之请而著书曰《医宗》云。

嗟乎！以李先生之才，上而用之，则国之事必决之矣；下而求之，则山林之间，竹柏之下，其必有以乐之矣。而独于医勤勤焉，为之著书，为之驰走，其好为生人而为之耶，抑自寓耶？先生初学道，继学禅，皆超越当世。余间与之语，终日无倦，诚天下奇士，医其一端耳。然医固无容自小也。班孟坚曰：方技者，王官之一守也。盖论病以及国，原诊以知政。今也何如？李子将以论医者论国乎？将以论国者论医乎？吾于《医宗》求之矣。

同邑友弟夏允彝具草

医宗必读自序

　　余惟文人之舌，思若泉涌，词若藻发，可以鞭雷驱电，绣虎雕龙，纵其才之所之，而无所不极。若夫医宗则不然，呼吸存亡之变，埒于行师；转盼补救之功，同于澍雨。虽有悬河之口，惊筵之句，固不如本性情，考坟索，率典常以揆方，叶神化以通微之为得也。且书以诏来兹，言之当则为济世之航，不当即为殃民之刃。自非研机循理，宏采约收，曷能扶神圣之玄，开斯人之瞆乎？

　　尝考古之著医书者，汉有七家，唐九倍之，得六十四，宋益以一百九十有七，兼之近代，无虑充栋。然《金匮玉函》之精，而六气之外不详；《天元玉册》之密，而拘方之词多泥。孝忠乱钱乙之撰，完素假异人之传。上谷之书久湮，睢水之法偏峻，况其他乎？俚者不堪入目，肤者无能醒心，约者多所挂漏，繁者不胜流览。盖余究心三十余年，始知合变，而及门者苦于卓也。曩所著《微论》诸书，未尽玄旨。用是不揣鄙陋，纂述是编。颜曰《必读》，为二三子指南。

会友人吴约生，偕其弟君如见而俞之曰：哀益得中，化裁尽变。明通者读之，而无遗珠之恨；初机者读之，而无望洋之叹。其可秘之帐中乎？遂捐赀以付之剞劂，而嘉惠学者以亟读。余曰：读书之难，难在轮扁之说齐桓也。不疾不徐，有数存乎其间。余之为此书也，仅为渡河之筏耳。若夫循其糟粕，悟其神理，默而成之，存乎心解，余不能喻诸人，人亦不能得之于余。读是书者，无为轮扁所笑则几矣。友人闻而俞之，而命余弁其首。

崇祯丁丑春仲李中梓识

目 录

上 册

卷之一

卷之四

卷之五

下　册

《 卷之六 》

《 卷之七 》

《 卷之八 》

卷之九

卷之十

卷之一

云间李中梓士材父著

新安吴肇广约生父参

任孙李廷芳蔚伯父订

读《内经》论

古者庖牺知天而八卦列，炎帝知地而百草辨，轩辕知人而脏腑别，经络彰，命曰《三坟》，而《内经》其一也。班固《艺文志》曰：《内经》十八卷，《素问》九卷，《灵枢》九卷，乃其数焉。

黄帝临观八极，考建五常，以人生负阴而抱阳，食味而被色，寒暑相荡，喜怒交侵，乃与岐伯、鬼臾区等，上穷天纪，下极地理，远取诸物，近取诸身，更相问难，阐发玄微，垂不朽之弘慈，开生民之寿域。第其理道渊深，文辞古雅，非谙熟精思，鲜有得其解者。

粤考嗣系，如唐之巫咸，周之长桑，秦之和缓，宋之文挚，郑之扁鹊，汉之阳庆、仓公，俱从《内经》分其余绪。至于仲景遗论之撰，玄晏《甲乙》之次，杨上善纂为《太素》，全元起列为《训解》，唐宝应中，太仆王冰详为次注，元之滑伯仁摘而为钞，近世马莳有《发微》，鹤皋有《吴注》，张介宾有《类经》，非不各有发明，但随文训释，而阙疑者十之有五，淆讹者复不少，选其融洽淹通，如印印泥者，卒未之见也。

黄帝谓雷公曰：览观杂学，别异比类，通合道理，其务明之，可以十全。若不能知，为世所怨。又曰：诵而未能解，解而未能别，别而未能明，明而未能彰，足以治群僚，不足以治侯王。张长沙曰：居世之士，曾不留神医术，上疗君亲，下救贫贱，中以保身，但逐荣利，企踵权豪，卒遇非常，身居死地，百年寿命，委付凡流，岂不危哉？玄晏云：人受先人之体，有八尺之躯，而不知医事，此所谓游魂耳！虽有忠孝之心，慈惠之性，君父危困，赤子涂地，无以济之，此圣贤所以精思极论，尽其理也。由经言及二氏之训，思之有不通身汗下，非夫也!

志为司命者,精深儒典,洞彻玄宗,通于性命之故,达于文章之微,广征医籍,博访先知,思维与问学交参,精气与《灵》《素》相遇,将默通有熊氏于灵兰之室,伯高、少俞,对扬问难,究极义理,以为开导,隔垣之视,不足云也。若粗猎其藩,辄以自多,便尔灾木。至道未明,而冀通神运微,印神圣于千古之邈,断不能矣。将盛盛虚虚,而遗人夭殃,致邪失正,而绝人长命,长沙、玄晏且绝为罪人,尚欲为鼎湖之勋臣,多见其不知量也。

四大家论

古之名流,非各有见地,而同根理要者,则其著述不传,即有传者,未必日星揭之。如仲景张机,守真刘完素,东垣李杲,丹溪朱震亨,其所立言,医林最重,名曰四大家,以其各自成一家言。总之阐《内经》之要旨,发前人之未备,不相撶拾,适相发明也。

仲景著《伤寒方论》，盖以风、寒、暑、湿、燥、火，六气皆能伤人，惟寒邪为杀厉之气，其伤人更甚耳！且六经传变之难明，阴阳疑似之易惑，用剂少有乖违，杀人速于用刃。故立三百九十七法，一百一十三方，所以补《内经》之未备，而成一家言者也。然所论疗，皆冬月之正伤寒，若夫至春变为温病，至夏变为热病，俱未之及也。后人不解其意，乃以冬月伤寒之方，通治春夏温热之症，有不夭枉者几希矣。故守真氏出，始穷春温夏热之变，而谓六经传变，自浅至深，皆是热症，非有阴寒。盖就温热立言，即《内经》所谓必先岁气，毋伐天和，五运六气之旨，补仲景之未备，而成一家言者也。伤寒虽繁剧之症，仲景倡论于前，守真补遗于后，无漏义矣。

独内伤与外感相类，而治法悬殊，东垣起而详为之辨。如外感则人迎脉大，内伤则气口脉大。外感恶寒，虽近烈火不除；内伤恶寒，得就温暖即解。外感鼻气不利，内伤口不知味。外感邪气有余，故发言壮厉；内伤元气不足，故出言懒怯。外感头痛，常痛不休；内伤头痛，时作时止。外感手背热；内伤手心热。于内伤之中，又分饮食伤为有余，治之以枳术丸，劳倦伤为不足，治之以补中益气汤，此即《内经》饮食劳倦之义。又补张、刘之未备，而成一家言者也。及丹溪出，发明阴虚发热，亦名内伤，而治法又别。阳常有余，阴常不足，真水少衰，壮火上亢，以黄柏、知母偕四物而理之。此亦阐《内经》之要旨，补东垣之未备，而成一家言者也。内伤虽深危之症，东垣倡论于前，丹溪补遗于后，无余蕴矣。嗟乎！四先生在当时，于诸病苦，莫不应手取效，捷如桴鼓。读其遗言，考其方法，若有不一者，所谓但补前人之未备，以成一家言，不相摭拾，却相发明，岂有偏见之弊哉？

不善学者，师仲景而过，则偏于峻重；师守真而过，则偏于苦寒；师东垣而过，则偏于升补；师丹溪而过，则偏于清降。譬之侏儒观场，为识者笑。至有谓丹溪殿四家之末后，集诸氏之大成，独师其说，以为极至，不复考张、刘、李氏之法，不知丹溪但补东垣之未备，非全书也。此非丹溪之过，不善学者误丹溪也。盖尝统而论之，仲景治冬令之严寒，故用药多辛温；守真治春夏之温热，故用药多苦寒；东垣以扶脾补气为主，气为阳，主上升，虚者多下陷，故补气药中加升麻、柴胡，升而举之，以象春夏之升；丹溪以补肾养血为急，血为阴，主下降，虚者多上逆，故补血药中加黄柏、知母，敛而降之，以象秋冬之降。使仲景而当春夏，谅不胶于辛热；守真而值隆冬，决不滞于苦寒；东垣而疗火逆，断不执于升提；丹溪而治脾虚，当不泥于凉润。故知天时者，许造张、刘之室；达病本者，可登朱、李之堂。庶几不以辞害志，而免尽信书之失乎！

古今元气不同论

善夫！古人有言曰：用古方疗今病，譬之拆旧料改新房，不再经匠氏之手，其可用乎？是有察于古今元气之不同也。尝考五帝之寿，咸逾百岁，三王之后，及百者鲜矣。夫人在气交之中，宛尔一小天地。当天地初开，气化浓密，则受气常强；及其久也，气化渐薄，则受气常弱。故东汉之世，仲景处方，辄以两计；宋元而后，东垣、丹溪，不过钱计而已。岂非深明造化，与时偕行者欤？今去朱李之世，又五百年，元气转薄，乃必然之理。所以抵当承气，日就减削；补中归脾，日就增多。临症施治，多事调养，专防克伐；多事温补，痛戒寒凉。此今时治法之变通也。

假令病宜用热，亦当先之以温；病宜用寒，亦当先之以清。纵有积宜消，必须先养胃气；纵有邪宜祛，必须随时逐散，不得过剂，以伤气血。气血者，人之所赖以生者也。气血充盈，则百邪外御，病安从来？气血虚损，则诸邪辐辏，百病丛集。

嗟乎！世人之病，十有九虚。医师之药，百无一补。宁知投药少差，实者即虚，虚者即死，是死于医药，非死于疾病也。古语为之戒曰：病伤犹可疗，药伤最难医。故夫其难其慎，属诸司命，临证之顷，宜加战兢。若执成方，或矜家秘，惟知尽剂，不顾本元，惟知古法，不审时宜，皆读书而过，未窥元会运世之微者也。

富贵贫贱治病有别论

尝读张子和《儒门事亲》，其所用药，惟大攻大伐，其于病也，所在神奇。又读薛立斋十六种，其所用药，惟大温大补，其于病也，亦所在神奇。何两公之用药相反，而收效若一耶？此其说在《内经·徵四失论》曰：不适贫富贵贱之居，坐之薄厚，形之寒温，不适饮食之宜，不别人之勇怯，不知比类，足以自乱，不足以自明。大抵富贵之人多劳心，贫贱之人多劳力。富贵者膏粱自奉，贫贱者藜藿苟充。富贵者曲房广厦，贫贱者陋巷茅茨。劳心则中虚而筋柔骨脆，劳力则中实而骨劲筋强。膏粱自奉者脏腑恒娇，藜藿苟充者脏腑恒固。曲房广厦者，玄府疏而六淫易客，茅茨陋巷者，腠理密而外邪难干。故富贵之疾，宜于补正；贫贱之疾，利于攻邪。易而为治，比之操刃。子和所疗多贫贱，故任受攻；立斋所疗多富贵，故任受补。子和一生岂无补剂成功？立斋一生宁无攻剂获效？但著书立言，则不之及耳！

有谓子和北方宜然，立斋南方宜尔，尚属边见。虽然贫贱之家亦有宜补，但攻多而补少；富贵之家亦有宜攻，但攻少而补多。是又当以方宜为辨，禀受为别，老壮为衡，虚实为度，不得胶于居养一途，而概为施治也。

肾为先天本脾为后天本论

经曰：治病必求于本。本之为言，根也，源也。世未有无源之流，无根之本。澄其源而流自清，灌其根而枝乃茂，自然之经也。故善为医者，必责根本。而本有先天、后天之辨。先天之本在肾，肾应北方之水，水为天一之源。后天之本在脾，脾为中宫之土，土为万物之母。

肾何以为先天之本？盖婴儿未成，先结胞胎，其象中空，一茎透起，形如莲蕊。一茎即脐带，莲蕊即两肾也，而命寓焉。水生木而后肝成，木生火而后心成，火生土而后脾成，土生金而后肺成。五脏既成，六腑随之，四肢乃具，百骸乃全。《仙经》曰：借问如何是玄牝？婴儿初生先两肾。未有此身，先有两肾，故肾为脏腑之本，十二经脉之根，呼吸之本，三焦之源，而人资之以为始者也。故曰先天之本在肾。脾何以为后天之本？盖婴儿既生，一日不再食则饥，七日不食，则肠胃涸绝而死。经云：安谷则昌，绝谷则亡。犹兵家之饷道也。饷道一绝，万众立散；胃气一败，百药难施。一有此身，必资谷气。谷入于胃，洒陈于六腑而气至，和调于五脏而血生，而人资之以为生者也。故曰后天之本在脾。

上古圣人见肾为先天之本，故著之脉曰：人之有尺，犹树之有根。枝叶虽枯槁，根本将自生。见脾胃为后天之本，故著之脉曰：有胃气则生，无胃气则死。所以伤寒必诊太溪，以察肾气之盛衰；必诊冲阳，以察胃气之有无。两脉既在，他脉可弗问也。治先天根本，则有水火之分。水不足者，用六味丸壮水之主，以制阳光；火不足者，用八味丸益火之源，以消阴翳。治后天根本，则有饮食、劳倦之分。饮食伤者，枳术丸主之；劳倦伤者，补中益气主之。每见立斋治症，多用前方，不知者妄议其偏，惟明于求本之说，而后可以窥立斋之微耳。王应震曰：见痰休治痰，见血休治血，无汗不发汗，有热莫攻热，喘生毋耗气，精遗勿涩泄，明得个中趣，方是医中杰。此真知本之言矣。

水火阴阳论

天地造化之机，水火而已矣。宜平不宜偏，宜交不宜分。火性炎上，故宜使之下；水性就下，故宜使之上。水上火下，名之曰交。交则为既济，不交则为未济。交者生之象，不交者死之象也。故太旱物不生，火偏盛也；太涝物亦不生，水偏盛也。煦之以阳光，濡之以雨露，水火和平，物将蕃滋，自然之理也。人身之水火，即阴阳也，即气血也。无阳则阴无以生，无阴则阳无以化。然物不生于阴而生于阳，譬如春夏生而秋冬杀也。又如向日之草木易荣，潜阴之花卉善萎也。故气血俱要，而补气在补血之先；阴阳并需，而养阳在滋阴之上。是非昂火而抑水，不如是不得其平也。此其义即天尊地卑，夫倡妇随之旨也。若同天于地，夷夫于妇，反不得其平矣。又如雨旸均以生物，晴阳之日常多，阴晦之时常少也。俗医未克见此，而汲汲于滋阴，战战于温补，亦知秋冬之气，非所以生万物者乎？何不以天地之阴阳通之。

不失人情论

尝读《内经》至《方盛衰论》，而殿之曰："不失人情。"未尝不瞿然起，喟然叹轩岐之入人深也。夫不失人情，医家所甚亟，然戛戛乎难之矣！大约人情之类有三：一曰病人之情；二曰傍人之情；三曰医人之情。

所谓病人之情者，五脏各有所偏，七情各有所胜。阳脏者宜凉，阴脏者宜热；耐毒者缓剂无功，不耐毒者峻剂有害，此脏气之不同也。动静各有欣厌，饮食各有爱憎；性好吉者危言见非，意多忧者慰安云伪；未信者忠告难行，善疑者深言则忌。此好恶之不同也。富者多任性而禁戒勿遵，贵者多自尊而骄恣悖理。此交际之不同也。贫者衣食不周，况乎药饵？贱者焦劳不适，怀抱可知。此调治之不同也。有良言甫信，谬说更新，多歧亡羊，终成画饼。此无主之为害也。有最畏出奇，惟求稳当，车薪杯水，难免败亡。此过慎之为害也。有境缘不偶，营求未遂，深情牵挂，良药难医。此得失之为害也。有性急者遭迟病，更医而致杂投；有性缓者遭急病，濡滞而成难挽。此缓急之为害也。有参术沾唇惧补，心先痞塞；硝黄入口畏攻，神即飘扬。此成心之为害也。有讳疾不言，有隐情难告，甚而故隐病状，试医以脉。不知自古神圣，未有舍望、闻、问，而独凭一脉者。且如气口脉盛，则知伤食，至于何日受伤，所伤何物，岂能以脉知哉？此皆病人之情，不可不察者也。

所谓傍人之情者，或执有据之论，而病情未必相符；或兴无本之言，而医理何曾梦见？或操是非之柄，同我者是之，异己者非之，而真是真非莫辨；或执肤浅之见，头痛者救头，脚痛者救脚，而执标孰本谁知？或尊贵执言难抗，或密戚偏见难回。又若荐医，动关生死。有意气之私厚而荐者，有庸浅之偶效而荐者，有信其利口而荐者，有贪其酬报而荐者，甚至薰莸不辨，妄肆品评，誉之则跖可为舜，毁之则凤可作鸮。致怀奇之士，拂衣而去；使深危之病，坐而待亡。此皆傍人之情，不可不察者也。

所谓医人之情者，或巧语诳人，或甘言悦听，或强辩相欺，或危言相恐。此便佞之流也。或结纳亲知，或修好僮仆，或求营上荐，或不邀自赴。此阿谄之流也。有腹无藏墨，诡言神授；目不识丁，假托秘传。此欺诈之流也。有望、闻、问、切，漫不关心，枳、朴、归、芩，到手便撮，妄谓人愚我明，人生我熟，此孟浪之流也。有嫉妒性成，排挤为事，阳若同心，阴为浸润，是非颠倒，朱紫混淆，此谗妒之流也。有贪得无知，轻忽人命。如病在危疑，良医难必，极其详慎，犹冀回春；若辈贪功，妄轻投剂，至于败坏，嫁谤自文。此贪悻之流也。有意见各持，异同不决，曲高者和寡，道高者谤多。一齐之传几何？众楚之咻易乱。此庸浅之流也。有素所相知，苟且图功；有素不相识，偶延辨症。病家既不识医，则倏赵倏钱；医家莫肯任怨，则惟苓惟梗。或延医众多，互为观望；或利害攸系，彼此避嫌。惟求免怨，诚然得矣；坐失机宜，谁之咎乎？此由知医不真，而任医不专也。

凡若此者，孰非人情？而人情之详，尚多难尽。圣人以不失人情为戒，欲令学者思之慎之，勿为陋习所中耳。虽然，必期不失，未免迁就。但迁就既碍于病情，不迁就又碍于人情；有必不可迁就之病情，而复有不得不迁就之人情，且奈之何哉？故曰：戛戛乎难之矣！

疑似之证须辨论

天下皆轻谈医，医者辄以长自许。一旦临疑似之证，若处云雾，不辨东西，几微之间，瞬眼生杀矣。夫虚者补之，实者泻之，寒者温之，热者清之，虽在庸浅，当不大谬。至如至实有羸状，误补益疾；至虚有盛候，反泻含冤。阴证似乎阳，清之必

毙；阳证似乎阴，温之转伤。当斯时也，非察于天
地阴阳之故，气运经脉之微，鲜不误者。盖积聚在
中，实也。甚则嘿嘿不欲语，肢体不欲动，或眩晕
昏花，或泄泻不实，皆大实有羸状也。正如食而过
饱，反倦怠嗜卧也。脾胃损伤，虚也。甚则胀满而
食不得入，气不得舒，便不得利，皆至虚者有盛候
也。正如饥而过时，反不思食也。脾肾虚寒，真阴
证也。阴盛之极，往往格阳，面目红赤，口舌裂破，
手扬足掷，语言错妄，有似乎阳也。正如严冬惨肃，
而水泽腹坚，坚为阳刚之象也。邪热未解，真阳证
也。阳盛之极，往往发厥。厥则口鼻无气，手足逆
冷，有似乎阴也。正如盛夏炎灼，而林木流津，津
为阴柔之象也。诸凡疑似之证，不可更仆数。一隅
三反，是有望乎智者。大抵证既不足凭，当参之脉
理；脉又不足凭，当取之沉候。彼假证之发现，皆
在表也，故浮取脉而脉亦假焉；真证之隐伏，皆在
里也，故沉候脉而脉可辨耳。脉辨已真，犹未敢恃。
更察禀之厚薄，证之久新，医之误否，夫然后济以
汤丸，可以十全。使诸疑似之证，濒于死而复生之，

何莫非仁人君子之遗泽耶！

用药须知《内经》之法论

用药之难，非顺用之难，逆用之难也；非逆用之难，逆用而与病情恰当之难也。今之医师，知以寒治热，以热治寒，以通治塞，以塞治通；热者热之无遗，寒者寒之无遗而已矣。独不闻诸经曰：塞因塞用，通因通用，寒因热用，热因寒用，用热远热，用寒远寒。则又何以说也？盖塞因塞用者，若脾虚作胀，治以参、术，脾得补而胀自消也。通因通用者，若伤寒夹热下利，或中有燥屎，用调胃承气汤下之乃安；滞下不休，用芍药汤通之而愈也。寒因热用者，药本寒也，而反佐之以热；热因寒用者，药本热也，而反佐之以寒。俾无拒格之患，所谓必先其所主，而伏其所因也。用热远热，用寒远寒者，如寒病宜投热药，热病宜投寒药，仅使中病而已，勿过用焉，过用则反为药伤矣。

如前诸法，非通达者，乌足以语此？故曰：病无常形，医无常方，药无常品。顺逆进退，存乎其时；神圣工巧，存乎其人；君臣佐使，存乎其用。此长桑、卢、扁能斡旋造化之偏，而嘘其枯萎；仲景、东垣诸君子之方，所向神奇，为世司命，岂偶然也者？彼庸夫俗子，心不存救济之思，目不阅轩岐之典，规尺寸之利以自肥，因而伤残于世比比也。嗟乎！安得读万卷挟灵奇者，与之商医事哉！

药性合四时论

尝论学者，不极天人之奥，不窥性命之元，辄开口言医，何怪乎其以人为试乎？寒热温凉，一匕之谬，覆水难收。始犹疗病，继则疗药，疗药之不能，而病尚可问哉？请以四时之气为喻：四时者，春温、夏热、秋凉、冬寒而已。故药性之温者，于时为春，所以生万物者也；药性之热者，于时为夏，所以长万物者也；药性之凉者，于时为秋，所以肃万物者也；药性之寒者，于时为冬，所以杀万物者也。夫元气不足者，须以甘温之剂补之，如阳春一至，生机勃勃也。元气不足而至于过极者，所谓大虚必夹寒，须以辛热之剂补之，如时际炎蒸，生气畅遂也。热气有余者，须以甘凉之剂清之，如凉秋一至，溽燔如失也。邪气盛满而至于过极者，所谓高者抑之，须以苦寒之剂泻之，如时值隆冬，阳气潜藏也。故凡温热之剂，均为补虚；凉寒之剂，均为泻实。大抵元气既虚，但有秋冬肃杀之气，独少春夏生长之机，然虚则不免于热，医者但见有热，便以凉寒之剂投之，是病方肃杀，而医复肃杀之矣！其能久乎？此无他，未察于虚实之故耳。独不闻丹溪有云：实火可泻，芩连之属；虚火可补，参芪之属。但知有火而不分虚实，投治一差，何异于入井之人，而又下之石乎？丹溪主于补阴者也，而犹以参芪补虚人之火，人亦可以断然无疑矣。

今天下喜用寒凉，畏投温热，其故有二：一者守丹溪阳常有余之说，河间有寒无热之论耳。致《求正录》云：刘、朱之言不息，则轩、岐之泽不彰，诚斯道之大魔，亦生民之厄运也。其言未免过激，然补偏救弊，为后学顶门下针，良有深心也。

一者以寒凉之剂，即有差误，人多未觉，如阴柔小人，在朝廷之上，国祚已移，犹善弥缝。温热之剂，稍有不当，其非易见，如阳明君子，苟有过则人皆见之。致近代有激之言曰：吾为俗医计，与其用寒凉而误，彼此不知，杀人必多；不如用温热而误，彼此具见，尚可改图。斯言虽近于谩骂，实则照妖之明鉴也。

余考之《内经》曰：阴阳之要，阳密乃固。此言阳密则阴亦固，而所重在阳也。又曰：阳气者，若天与日，失其所则折寿而不彰，故天运当以日光明。此言天之运，人之命，俱以阳为本也。《仙经》云：阴气一分不尽则不仙，阳气一分不尽则不死。岂非阳主生，阴主死欤？伏羲作《易》，首制一画，此元气之祖也。文王衍《易》六十四卦，皆以阳喻君子，阴喻小人，此言阳之德也。乾之象曰：大哉乾元，万物资始。此言阳为发育之首也。坤之初六曰：履霜坚冰至。此言阴长宜忧也。自古圣人，莫不喜阳而恶阴，今天下用药者反是，是欲使秋冬作生长之令，春夏为肃杀之时乎？则亦不思夫天人之故也已！

乙癸同源论

古称乙癸同源，肾肝同治，其说为何？盖火分君相，君火者，居乎上而主静；相火者，处乎下而主动。君火惟一，心主是也；相火有二，乃肾与肝。肾应北方壬癸，于卦为坎，于象为龙，龙潜海底，龙起而火随之。肝应东方甲乙，于卦为震，于象为雷，雷藏泽中，雷起而火随之。泽也，海也，莫非水也，莫非下也。故曰：乙癸同源。东方之木，无虚不可补，补肾即所以补肝；北方之水，无实不可泻，泻肝即所以泻肾。至乎春升，龙不现则雷无声，及其秋降，雷未收则龙不藏。但使龙归海底，必无迅发之雷；但使雷藏泽中，必无飞腾之龙。故曰：肾肝同治。

余于是而申其说焉。东方者，天地之春也，勾萌甲坼，气满乾坤。在人为怒，怒则气上而居七情之升；在天为风，风则气鼓而为百病之长。怒而补之，将逆而有壅绝之忧；风而补之，将满而有胀闷之患矣。北方者，天地之冬也，草黄木落，六宇萧条。在人为恐，恐则气下而居七情之降；在天为寒，寒则气惨而为万象之衰。恐而泻之，将怯而有颠仆之虞；寒而泻之，将空而有涸竭之害矣。然木既无虚，又言补肝者，肝气不可犯，肝血自当养也。血不足者濡之，水之属也，壮水之源，木赖以荣。水既无实，又言泻肾者，肾阴不可亏，而肾气不可亢也。气有余者伐之，木之属也，伐木之干，水赖以安。夫一补一泻，气血攸分；即泻即补，水木同府。总之，相火易上，身中所苦，泻木所以降气，补水所以制火，气即火，火即气，同物而异名也。故知气有余便是火者，愈知乙癸同源之说矣。

辨治大法论

病不辨则无以治，治不辨则无以痊。辨之之法，阴阳、寒热、脏腑、气血、表里、标本先后、虚实缓急七者而已。

阴阳者，病在于阴，毋犯其阳；病在于阳，毋犯其阴。谓阴血为病，不犯阳气之药，阳旺则阴转亏也；阳气为病，不犯阴血之药，阴盛则阳转败也。

寒热者，热病当察其源，实则泻以苦寒、咸寒；虚则治以甘寒、酸寒；大虚则用甘温，盖甘温能除大热也。寒病当察其源，外寒则辛热、辛温以散之，中寒则甘温以益之；大寒则辛热以佐之也。

脏腑者，经曰：五脏者，藏精而不泻者也。故有补无泻者，其常也。受邪则泻其邪，非泻脏也。六腑者，传导化物糟粕者也，邪客者可攻，中病即已，毋过用也。

气血者，气实则宜降、宜清；气虚则宜温、宜补。血虚则热，补心、肝、脾、肾，兼以清凉；血实则瘀，轻者消之，重者行之。更有因气病而及血者，先治其气；因血病而及气者，先治其血。

表里者，病在于表，毋攻其里，恐表邪乘虚，陷入于里也；病在于里，毋虚其表，恐汗多亡阳也。

标本先后者，受病为本，见证为标；五虚为本，五邪为标。如腹胀因于湿者，其来必速，当利水除湿，则胀自止，是标急于本，先治其标。若因脾虚渐成胀满，夜剧昼静，当补脾阴，夜静昼剧，当补胃阳，是本急于标，先治其本。

虚实者，虚证如家贫，室内空虚，铢铢累积，非旦夕间事，故无速法；实证如寇盗在家，开门急逐，贼去即安，故无缓法。

以上诸法，举一为例，余可类推，皆道其常也。或症有变端，法无一致，是在圆机者，神而明之。书家有言曰：学书先定规矩，然后纵横跌宕，惟变所适。此亦医家之规矩也，若不能纵横跌宕，是守株待兔耳，司命云乎哉？

苦欲补泻论

夫五脏之苦欲补泻，乃用药第一义也，不明乎此，不足以言医。如肝苦急，急食甘以缓之。肝为将军之官，其性猛锐，急则有摧折之意，用甘草以缓之，即宽解慰安之义也。肝欲散，急食辛以散之。扶苏条达，木之象也，用川芎之辛以散之，解其束缚也。以辛补之，辛虽主散，遂其所欲，即名为补。以辛泻之，如太过则制之，毋使逾分，酸可以收，芍药之属。虚则补之，陈皮、生姜之属。

心苦缓，急食酸以收之。缓者，和调之义。心君本和，热邪干之则躁急，故须芒硝之咸寒，除其邪热，缓其躁急也。以咸补之，泽泻导心气以入肾。以甘泻之，烦劳则虚而心热，参、芪之甘温益元气，而虚热自退，故名为泻。虚则补之，心以下交于肾为补，炒盐之咸以润下，使下交于肾，既济之道也。

脾苦湿，急食苦以燥之。脾为仓廪之官，属土喜燥，湿则不能健运，白术之燥，遂其性之所喜也。脾欲缓，急食甘以缓之，稼穑作甘，甘生缓，是其本性也。以甘补之，脾喜健运，气旺则行，人参是也。以苦泻之，湿土主长夏之令，湿热太过，脾斯困矣，急以黄连之苦泻之。虚则补之，甘草益气，大枣益血，俱甘入脾。

肺苦气上逆，急食苦以泄之。肺为华盖之脏，相傅之官，藏魄而主气者也。气常则顺，气变则逆，逆则违其性矣。宜黄芩苦以泄之。肺欲收，急食酸以收之。肺主上焦，其政敛肃，故喜收，宜白芍药之酸以收之。以辛泻之，金受火制，急食辛以泻之，桑白皮是也。以酸补之，不敛则气无管束，肺失其职矣，宜五味子补之，酸味遂其收敛，以清肃乎上焦。

虚则补之。义见上句。

肾苦燥，急食辛以润之。肾为作强之官，藏精，为水脏，主五液，其性本润，是故恶燥，宜知母之辛以润之。肾欲坚，急食苦以坚之。肾非坚，无以称作强之职，四气遇湿热即软，遇寒冷则坚；五味得咸即软，得苦即坚，故宜黄柏。以苦补之，坚即补也，宜地黄之微苦。虚则补之，藏精之脏，苦固能坚，然非益精，无以为补。宜地黄、山茱萸。

夫五脏者，违其性则苦，遂其性则欲。本脏所恶，即名为泻；本脏所喜，即名为补。苦欲既明，而五味更当详审。水曰润下，润下作咸；火曰炎上，炎上作苦；木曰曲直，曲直作酸；金曰从革，从革作辛；土爰稼穑，稼穑作甘。苦者直行而泄，辛者横行而散，酸者束而收敛，咸者止而软坚；甘之一味，可上可下，土位居中而兼五行也；淡之一味，五脏无归，专入太阳而利小便也。善用药者，不废准绳，亦不囿于准绳。如热应寒疗，投寒而火热反生；寒应热治，进热而沉寒转甚。此喜攻增气之害也。治寒有法，当益心阳；治热有权，宜滋肾水。此求本化源之妙也。益心之阳，寒亦通行；强肾之阴，热之犹可。此变化通神之法也。知此数者，其于苦欲补泻，无胶固之失矣。

行方智圆心小胆大论

孙思邈之祝医者曰：行欲方而智欲圆，心欲小而胆欲大。嗟乎！医之神良，尽于此矣。宅心醇谨，举动安和，言无轻吐，目无乱观，忌心勿起，贪念罔生，毋忽贫贱，毋惮疲劳，检医典而精求，对疾苦而悲悯，如是者谓之行方。禀赋有厚薄，年岁有老少，身形有肥瘦，性情有缓急，境地有贵贱，风气有柔强，天时有寒热，昼夜有重轻，气色有吉凶，声音有高下，受病有久新，运气有太过不及，知常知变，能神能明，如是者谓之智圆。望、闻、问、切宜详，补、泻、寒、温须辨，当思人命至重，冥报难逃，一旦差讹，永劫莫忏，乌容不慎！如是者谓之心小。补即补而泻即泻，热斯热而寒斯寒，抵当承气，时用回春；姜附理中，恒投起死。析理详明，勿持两可，如是者谓之胆大。四者似分而实合也。世未有详谨之士，执成法以伤人；灵变之人，败名节以损己；行方者智必圆也，心小则惟惧或失，胆大则药如其证，或大攻，或大补，似乎胆大，不知不如是则病不解，是胆大适所以行其小心也。故心小、胆大者，合而成智圆；心小、胆大、智圆者，合而成行方也。世皆疑方则有碍乎圆，小则有妨乎大，故表而出之。

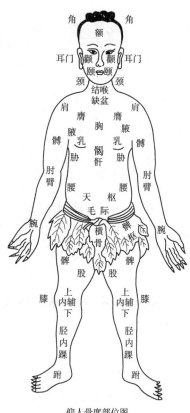

仰人骨度部位图

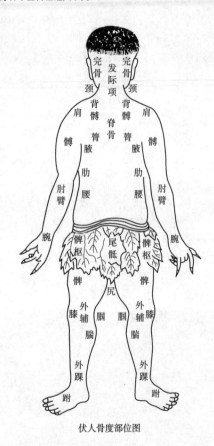

伏人骨度部位图

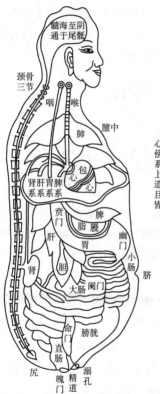

髓海至阴
通于尾骶

颈骨
三节

咽　喉

肺

膻中

包
心

肾肝胃脾
系系系系

贲门
肝

脾

脂　膜

幽门
胃

胆

小肠

肾

脐

大肠　阑门

命门
直肠

膀胱

尻

溺孔
魄门　精道

心系七节，七节之
傍，中有小心，以肾
系十四椎下，由下而
上亦七节。旧图有精
道，循脊背，过肛门，
且无子宫，命门之象，
皆误也，今改正之。

改正内景脏腑图

肺者，相傅之官，治节出焉。其形四垂，附着于脊之第三椎，中有二十四空，行列分布，以行诸脏之气，为脏之长，为心之盖。

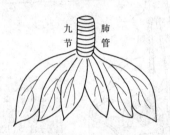

是经常多气少血，其合皮也，其荣毛也，开窍于鼻。《难经》曰：肺重三斤三两，六叶两耳，凡八叶，主藏魄。华元化曰：肺者生气之原，乃五脏之华盖。

肺叶白莹，谓之华盖，以覆诸脏。虚如蜂窠，下无透窍，吸之则满，呼之则虚，一呼一吸，消息自然。司清浊之运化，为人身之橐籥。

肺手太阴之脉，起于中焦，下络大肠，还循胃口，上膈属肺。从肺系，横出腋下，下循臑内，行少阴心主之前，下肘中。循臂内，上骨下廉，入寸口上鱼，循鱼际，出大指之端。其支者，从腕后直出次指内廉，出其端。

其见证也，善嚏，悲愁欲哭，洒淅寒热，缺盆中痛，肩背痛。脐右少腹胀痛，小便数，溏泄，皮肤痛及麻木，喘少气，颏上气见。

实则梦兵戈竞扰，虚则梦田野平原。不足则太息，有余则喘嗽。寅时气血注于肺。

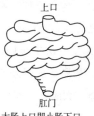

上口

肛门

大肠上口即小肠下口

大肠者，传导之官，变化出焉。回肠当脐右回十六曲，大四寸，径一寸寸之少半，长二丈一尺，受谷一斗，水七升半，广肠传脊以受回肠，乃出滓秽之路。大八寸，径二寸寸之大半，长二尺八寸，受谷九升三合，八分合之一。

是经多气多血。《难经》曰：大肠二斤十二两。

肛门重十二两。回肠者，以其回叠也；广肠，即回肠之更大者。直肠，又广肠之末节也，下连肛门，是为谷道后阴。一名魄门。总皆大肠也。

大肠手阳明之脉，起于大指、次指之端，循指上廉，出合谷两骨之间，上入两筋之中。循臂上廉，入肘外廉，上臑外前廉，上肩。出髃骨之前廉，上出于柱骨之会上，下入缺盆，络肺，下膈，属大肠。其支者，从缺盆，上颈，贯颊，入下齿中，还出挟口，交人中，左之右，右之左，上挟鼻孔。

其见证也，大指、次指难用，耳聋浑浑焞焞，耳鸣嘈嘈，耳后、肩臑、肘臂外皆痛，气满皮肤坚而不痛。卯时气血注大肠。

胃者，仓廪之官，五味出焉。胃者，水谷气血之海也。胃大一尺五寸，径五寸，长二尺六寸。横屈受水谷三斗五升，其中之谷，常留二斗，水一斗五升而满。

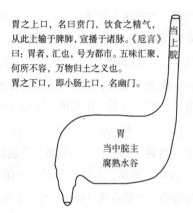

胃之上口，名曰贲门，饮食之精气，从此上输于脾肺，宣播于诸脉。《厄言》曰：胃者，汇也，号为都市。五味汇聚，何所不容，万物归土之义也。

胃之下口，即小肠上口，名幽门。

当上脘

胃
当中脘主
腐熟水谷

是经常多气多血。《难经》曰：胃重二斤一两。

胃足阳明之脉，起于鼻，交頞中，旁纳太阳之脉，下循鼻外，入上齿中，还出挟口，环唇，下交承浆。却循颐后下廉，出大迎，循颊车，上耳前，过客主人，循发际，至额颅。其支者，从大迎前，下人迎，循喉咙，入缺盆，下膈，属胃络脾。其直者，从缺盆，下乳内廉，下挟脐，入气街中。其支者，起于胃口，下循腹里，下至气街中而合。以下髀关，抵伏兔，下膝膑中，下循胫外廉，下足跗，入中趾内间。其支者，下廉三寸而别，下入中趾外间。其支者，别跗上，入大趾间，出其端。

其见证也，恶烟火，闻木音则惊，登高而歌，弃衣而走，颜黑不能言，呕，呵欠，消谷善饥，颈肿，膺乳、冲股、伏兔、胻外廉、足跗皆痛，胸旁过乳痛，口渴，腹大，水肿，奔响，腹胀，胻内廉、跗痛，髀不可转，腘如结，腨如裂，膝膑肿痛，遗溺失气，善伸，癫疾，湿淫心欲动，则闭户独处，惊栗，身前热，身后不热。辰时气血注于胃。

脾

《遗篇·刺法论》曰：脾为谏议之官，知周出焉。脾胃属土，俱从田字，胃居正中，田字亦中，脾处于右，田亦偏右。

脾者，仓廪之官，五味出焉。形如刀镰，与胃同膜，而附其上之左俞，当十一椎下。闻声则动，动则磨胃而主运化。其合肉也，其荣唇也，开窍于口。

是经多气少血。《难经》曰：脾重二斤三两，广扁三寸，长五寸，有散膏半斤，主裹血，温五脏，主藏意与智。滑氏曰：掩乎太仓。华元化曰：脾主消磨五谷，养于四傍。

脾足太阴之脉，起于大趾之端，循趾内侧白肉际，过核骨后，上内踝前廉。上踹内，循胫骨后，交出厥阴之前，上膝股内前廉，入腹，属脾络胃。上膈挟咽，连舌本，散舌下。其支者，复从胃，别上膈，注心中。

其见证也，五泄，二便闭，面黄，舌强痛，口甘，食即吐，嗜卧，善饥，善味，不嗜食。尻、阴、膝、髀、腨、胻、足背痛，当脐痛，腹胀肠鸣，足不收行，善瘈善噫，后泄气，肉痛，足胻肿，体不能动。实则梦欢歌快乐，虚则梦饮食相争。巳时气血注于脾。

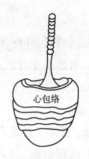

心包络一经,《难经》言其无形,滑伯仁曰:心包络,一名手心主,以藏象校之,在心下横膜之上,竖膜之下,其与横膜相粘,而黄脂裹者,心也。脂膜之外,有细筋膜如丝,与心肺相连者,心包也。此说为是,言无形者非。

按:《灵兰秘典论》十二官,独少心包一官,而多膻中者,臣使之官,喜乐出焉一段。今考心包脏居膈上,经始胸中,正值膻中之所,位居相火,代君行事,实臣使也,此一官即心包无疑矣。

心主手厥阴心包络之脉,起于胸中,出属心包络,下膈,历络三焦。其支者,循胸出胁,下腋三寸,上抵腋下,循臑内,行太阴、少阴之间,入肘中。下臂，行两筋之间，入掌中，循中指出其端。其支者，别掌中，循小指、次指出其端。

其见证也，笑不休，手心热，心中大热，面黄目赤，心中动。

按：包络者，即包络其心之义也，显而易见。乃叔和配诸尺中，因其为臣使之官，应心主而为相火，故误耳。今订正之，详在《脉法》中。戌时气血注此。

心者，君主之官，神明出焉。心居肺管之下，膈膜之上，附着脊之第五椎。

是经常少血多气，其合脉也，其荣色也，开窍于舌。《难经》曰：心重十二两，中有七孔三毛，盛精汁三合，主藏神。

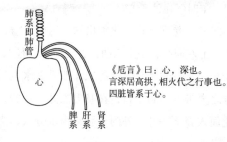

《厄言》曰：心，深也。
言深居高拱，相火代之行事也。
四脏皆系于心。

心象尖圆，形如莲蕊，其中有窍，多寡不同，以导引天真之气。下无透窍，上通乎舌，其有四系，以通四脏。心外有赤黄裹脂，是为心包络。心下有膈膜，与脊胁周围相着，遮蔽浊气，使不得上熏心肺也。

心手少阴之脉，起于心中，出属心系，下膈，络小肠。其支者，从心系上挟咽，系目系。其直者，复从心系却上肺，下出腋下。下循臑内后廉，行太阴心主之后，下肘内。循臂内后廉，抵掌后锐骨之端，入掌内后廉，循小指之内，出其端。

其见证也，消渴，两胁内痛，后廉腰背痛，浸淫，善笑、善惊、善忘；上咳吐，下气泄，眩仆，身热，腹痛而悲。实则梦扰、惊、恐怖，虚则梦烟火焰田。午时气血注于心。

小肠者，受盛之官，化物出焉。后附于脊，前附于脐，上左回叠，积十六曲，大二寸半，径八分，分之少半，长三丈二尺，受谷二斗四升，水六升三合，合之大半。小肠上口，在脐上二寸，近脊，水谷由此而入腹下一寸，外附于脐，为水分穴，当小

肠下口。至是而泌别清浊，水液渗入膀胱，滓秽流
入大肠。

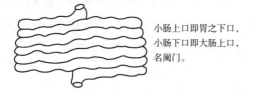

小肠上口即胃之下口，
小肠下口即大肠上口，
名阑门。

是经多血少气。《难经》曰：重二斤十四两。

小肠手太阳之脉，起于小指之端，循手外侧上
腕，出踝中。直上循臂骨下廉，出肘内侧两筋之间，
上循臑外后廉，出肩解，绕肩胛，交肩上，入缺盆，
络心，循咽下膈，抵胃，属小肠。其支者，从缺盆
循颈上颊，至目锐眦，却入耳中。其支者，别颊上
颐，抵鼻，至目内眦，斜络于颧。

其见证也，面白，耳前热，苦寒，额颔肿，不
可转，腰似折，肩臑、肘臂外后廉肿痛，臑臂内前
廉痛。未时气血注于小肠。

膀胱者，州都之官，津液藏焉，气化则能出矣。
膀胱当十九椎，居肾之下，大肠之前，有下口，无

上口，当脐上一寸水分穴处，为小肠下口，乃膀胱之际，水液由此别回肠，随气沁渗而下。其出其入，皆由气化。入气不化，则水归大肠而为泄泻；出气不化，则闭塞下窍而为癃肿。后世诸书，有言其有上口无下口，有言上下俱有口者，皆非。

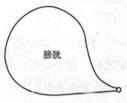

膀胱

下联前阴，溺之所出。

是经多血少气。《难经》曰：膀胱重九两二铢，纵广九寸，盛溺九升九合。口广二寸半。

膀胱足太阳之脉，起于目内眦，上额交巅。其支者，从巅至耳上角。其直者，从巅入络脑，还别下项。循肩髆内，挟脊抵腰中，入循膂，络肾，属膀胱。支者，从腰中下挟脊，贯臀，入腘中。其支者，从髆内左右，别下贯胛，挟脊内，过髀枢。循髀外，从后廉下合腘中，以下贯腨内，出外踝之后，循京骨，至小指外侧。

其见证也，目似脱，头两边痛，泪出，脐反出，下肿，便脓血，肌肉痿，项似拔，小腹胀痛，按之欲小便不得。申时气血注于膀胱。

肾者，作强之官，伎巧出焉。肾附于脊之十四椎下。

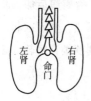

命门处于中，两肾左右开正如门中枨阘。故曰命门。阳处二阴之间，所以成坎也。

是经常少血多气，其合骨也，其荣发也，开窍于二阴。《难经》曰：肾有二枚，重一斤二两，藏精与志。华元化曰：肾者，精神之舍，性命之根。肾有两枚，形如豇豆，相并而曲，附于脊之两傍，相去各一寸五分，外有黄脂包裹，各有带二条，上条系于心，下条趋脊下大骨，在脊骨之端，如半手许，中有两穴，是肾带经过处，上脊髓，至脑中，连于髓海。

肾足少阴之脉，起于小指之下，斜走足心，出于然谷之下，循内踝之后，别入跟中，以上腨内，出腘内廉，上肢内后廉，贯脊，属肾，络膀胱。其直者，从肾上贯肝膈，入肺中，循喉咙，挟舌本。其支者，从肺出络心，注胸中。

其见证也，面黑，口渴，唾血，大小腹痛，大便难，饥不欲食，腹大胫肿，脊臀腹后痛，脐下气逆，足寒而逆，阴下湿，足下热，坐而欲起，下痢善恐，四肢不收、不举。实则梦腰脊解软，虚则梦涉水恐惧。酉时气血注于肾。

三焦者，决渎之官，水道出焉。

是经少血多气。《中藏经》曰：三焦者，人之三元之气也。总领五脏六腑、营卫经络、内外左右上下之气，三焦通则内、外、左、右、上、下皆通，其于周身灌体，和内调外，荣左养右，导上宣下，莫大于此也。

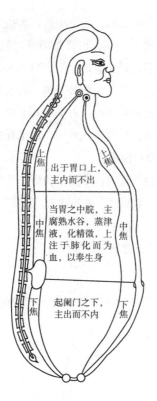

第二卷脉法中，有三焦、包络、命门辨，宜互参考。

三焦手少阳之脉，起于小指、次指之端，上出两指之间，循手表腕，出臂外两骨之间，上贯肘，循臑外，上肩，而交出足少阳之后，入缺盆，布膻中，散络心包，下膈，循属三焦。其支者，从膻中上出缺盆，上项系耳后，直上出耳上角，以屈下颊至颐。其支者，从耳后入耳中，出走耳前，过客主人前，交颊至目锐眦。

其见证也，耳鸣，喉痹，肿痛，耳后连目锐眦痛，汗自出，肩臑痛，内外皆痛，小指、次指如废。亥时气血注于三焦。

胆者，中正之官，决断出焉。

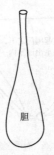

胆

《六节藏象论》曰：凡十一脏，皆取决于胆也。

《难经》曰：胆在肝之短叶间，重三两三铢，长三寸，盛精汁三合。是经多血少气。

按：华元化曰：胆者，中清之府，号曰将军。主藏而不泻。

胆足少阳之脉，起于目锐眦，上抵头角，下耳后，循颈，行手少阳之前，至肩上，却交出手少阳之后，入缺盆。其支者，从耳后，入耳中，出走耳前，至目锐眦后。其支者，别锐眦，下大迎，合于手少阳，抵于颛，下加颊车，下颈，合缺盆，以下胸中，贯膈，络肝，属胆。循胁里，出气街，绕毛际，横入髀厌中。其直者，从缺盆下腋，循胸过季胁，下合髀厌中，以下循髀阳，出膝外廉，下外辅骨之前，直下抵绝骨之端，下出外踝之前，循足跗上，入小趾、次趾之间。其支者，别跗上，入大趾之间，循大趾歧骨内，出其端，还贯爪甲，出三毛。

其见证也，口苦，马刀挟瘿，足外热，寝寒憎风，体无膏泽，胸中、胁肋、髀膝外至胻、绝骨外踝前诸节痛，善太息。子时气血注于胆。

《厄言》曰：胆者，澹也，清净之腑，无所受输，淡淡然者也。愚谓胆者，澹也，中正之官，决断出焉。犹人之正直无私，有力量善担当者也。

肝者，将军之官，谋虑出焉。肝居膈下，上着脊之九椎下。

是经多血少气，其合筋也，其荣爪也，主藏魂，开窍于目，其系上络心肺，下亦无窍。《难经》曰：肝重二斤四两，左三叶，右四叶，凡七叶。滑氏曰：肝之为脏，其治在左，其脏在左胁左肾之前，并胃着脊之第九椎。

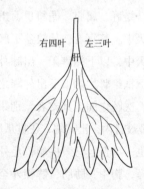

右四叶　左三叶
肝

肝足厥阴之脉，起于大趾丛毛之际，上循足跗上廉。去内踝一寸，上踝八寸。交出太阴之后，上腘内廉，循股阴，入毛中，过阴器，抵小腹，挟胃属肝，络胆。上贯膈，布胁肋，循喉咙之后，上入颃颡，连目系，上出额，与督脉会于巅。其支者，从目系下颊里，环唇内。其支者，复从肝，别贯膈，上注肺。

其见证也，头痛，脱色，善洁，耳无闻，颊肿，肝逆，面青，目赤肿痛，两胁下痛引小腹，胸痛胁肿，妇人小腹肿，腰痛不可俯仰，四肢满闷，挺长热呕逆，㿉疝暴痒，足逆寒，胻善瘈，遗溺，淋溲，便难，癃狐疝㿗，冒眩转筋，阴缩筋挛，善恐，胸中喘，骂詈，血在胁下，喘。实则梦山林大树，虚则梦细草苔藓。丑时气血注于肝经。

卷之二

云间李中梓士材父著

新安吴肇陵君如父参

侄孙李廷芳蘅伯父订

新著四言脉诀

《四言脉诀》，从来久矣。兹者补其缺略，正其差讹，仍旧者十之二三，新改者十之七八。复加注释，字字精确，文极简便，义极详明。使读者既无繁多之苦，亦无遗漏之憾也。

脉为血脉，百骸贯通，大会之地，寸口朝宗。

脉者，血脉也。血脉之中，气道行焉。五脏六腑以及奇经，各有经脉，气血流行，周而复始，循环无端，百骸之间，莫不贯通，而总会之处，则在寸口。夫寸口左右手六部，皆肺之经脉也，何以各经之脉，皆于此取乎？肺如华盖，居于至高，而诸脏腑皆处其下，各经之气，无不上熏于肺，故曰肺朝百脉，而寸口为脉之大会也。

诊人之脉，令仰其掌，掌后高骨，是名关上。

凡诊脉者，令病人仰手，医者覆手诊之。掌后有高骨隆起，是即关部也。先将中指取定关部，方下前后二指于尺寸之上也。病人长则下指宜疏，病人短则下指宜密。

关前为阳，关后为阴，阳寸阴尺，先后推寻。

从鱼际至高骨，却有一寸，因名曰寸；从尺泽至高骨，有一尺，因名曰尺；界乎尺、寸之间，因名曰关。关前寸为阳，关后尺为阴。寸候上焦，关候中焦，尺候下焦。经曰：身半以上，同天之阳；身半以下，同地之阴也。先后者，谓先候寸部，次候关部，又次候尺部也。推者推其理，寻者寻其象，各察其得何脉也。

包络与心，左寸之应；惟胆与肝，左关所认；膀胱及肾，左尺为定；胸中及肺，右寸昭彰；胃与脾脉，属在右关；大肠并肾，右尺班班。

此遵《内经》脉法，分配脏腑于两手也。《内经》诊法乃包络配心，胸中配肺；大肠列于右尺，小肠附于膀胱。三焦不应列于右尺，详见脉法心参。包络与心脉，皆在左手寸上；胆脉与肝脉，皆在左手关上；膀胱及肾脉，皆在左手尺上。胸中与肺脉，皆在右手寸上；胃脉与脾脉，皆在右手关上；大肠与肾脉，皆在右手尺上。

男子之脉，左大为顺；女人之脉，右大为顺。男尺恒虚，女尺恒盛。

左为阳，故男子宜左脉大也；右为阴，故女人宜右脉大也。寸为阳，尺为阴，故男子尺虚，象离中虚也；女人尺盛，象坎中满也。

关前一分，人命之主，左为人迎，右为气口。

关前一分者，寸、关、尺各有三分，共得九分。今曰关前一分，仍在关上，但在前之一分耳。故左为人迎，辨外因之风，以左关乃肝胆脉，肝为风脏，故曰：人迎紧盛伤于风。右为气口，辨内因之食，以右关乃脾胃脉，胃为水谷之海，脾为仓廪之官，故曰：气口紧盛伤于食。勿以外因兼求六气，勿以内因兼求七情也。或以前一分为寸上，岂有左寸之心可以辨风，右寸之肺可以辨食乎？

神门属肾，两在关后，人无二脉，必死不救。

《难经》曰：上部无脉，下部有脉，虽困无能为害。夫脉之有尺，犹树之有根，枝叶虽枯槁，根本将自生。盖两尺属肾水，水为天乙之元，人之元神在焉。故为根本之脉，而称神门也。若无此二脉，则根本败绝，决无生理。

脉有七诊，曰浮中沉，上下左右，七法推寻。

浮者，轻下指于皮毛之间，探其腑脉也，表也；中者，略重下指于肌肉之间，候其胃气也，半表半里也；沉者，重下指于筋骨之间，察其脏脉也，里也；上者，即上竟上者，胸喉中事也，即于寸内前一分取之；下者，即下竟下者，少腹、腰、股、膝胫、足中事也，即于尺内后一分取之；左右者，即左右手也。凡此七法，名为七诊。别有七诊，谓独大、独小、独寒、独热、独迟、独疾、独陷下也。

又有九候，即浮中沉，三部各三，合而为名，每候五十，方合于经。

每部有浮、中、沉三候，合寸、关、尺三部算之，共得九候之数也。夫每候必五十动者，出自《难经》，合大衍之数也。乃伪诀以四十五动为准，乖于经旨。必每候五十，凡九候共得四百五十，两手合计九百，方与经旨相合也。

五脏不同，各有本脉。左寸之心，浮大而散；右寸之肺，浮涩而短；肝在左关，沉而弦长；肾在左尺，沉石而濡；右关属脾，脉象和缓；右尺相火，与心同断。

此言五脏各有平脉也。必知平脉，而后知病脉也。

若夫时令，亦有平脉。春弦、夏洪、秋毛、冬石。四季之末，和缓不忒。

此言四时各有平脉也。然即上文五脏之脉，大同小异也。春者，东方肝木也，木始发荣，有干无枝，则近于劲，故曰弦，即弓弦也；夏者，南方心火也，万物畅茂，垂枝布叶，皆下曲如钩，钩即洪之别名，亦即上文之大也；秋者，西方肺金也，草木黄落，有枝无叶，则类于毛，即上文之浮涩也；冬者，北方肾水也，极寒之时，水凝如石，故名为石。土旺于四季之末，各十八日，脾土在中而兼五行也。和缓之义，详见下文。

太过实强，病生于外；不及虚微，病生于内。

外因风、寒、暑、湿、燥、火六气之邪，脉必洪、大、紧、数、弦、长、滑、实而太过矣；内因喜、怒、忧、思、悲、恐、惊七情之伤，脉必虚、微、细、弱、短、涩、濡、芤而不及矣。

四时百病，胃气为本。

胃为水谷之海，资生之本也，故曰：有胃气则生，无胃气则死。胃气脉者，缓而和匀，不浮不沉，不大不小，不疾不徐，意思欣欣，悠悠扬扬，难以名状者也。不拘四季，一切百病，皆以胃脉为本。

凡诊病脉，平旦为准，虚静凝神，调息细审。

经曰：常以平旦，阴气未动，阳气未散，饮食未进，经脉未盛，络脉调匀，气血未乱，乃可诊有过之脉。又曰：诊脉有道，虚静为宝。言无思无虑，以虚静其心，惟凝神于指下也。调息者，医家调匀自己之气息；细审者，言精细审察，不可忽略也。

一呼一吸，合为一息，脉来四至，平和之则。五至无疴，闰以太息。三至太迟，迟则为冷。六至为数，数即热证。转迟转冷，转数转热。

医者调匀气息，一呼脉再至，一吸脉再至，呼吸定息，脉来四至，乃和平之准则也。然何以五至亦曰无疴乎？人之气息，时长时短，凡鼓三息，必有一息之长，鼓五息，又有一息之长，名为太息。如历家三岁一闰，五岁再闰也。言脉必以四至为平，五至便为太过，惟正当太息之时，亦曰无疴。此息之长，非脉之急也。若非太息，正合四至也。至于性急之人，五至为平脉，不拘太息之例，盖性急脉亦急也。若一息而脉仅三至，即为迟慢而不及矣，迟主冷病。若一息而脉遂六至，即为急数而太过矣，数主热病。若一息仅得二至，甚而一至，则转迟而转冷矣。若一息七至，甚而八至九至，则转数而转热矣。一至二至，八至九至，皆死脉也。

迟数既明，浮沉须别。浮沉迟数，辨内外因。外因于天，内因于人。天有阴阳，风雨晦明；人喜怒忧，思悲恐惊。

浮脉法天，候表之疾，即外因也；沉脉法地，候里之病，即内因也。外因者，天之六气，风风淫木疾、寒阴淫寒疾、暑明淫暑疾、湿雨淫湿疾、燥晦淫燥疾、火阳淫火疾是也；内因者，人之七情，喜伤心，怒伤肝，忧伤肺，思伤脾，恐伤肾也。

浮表沉里，迟寒数热；浮数表热，沉数里热；浮迟表寒，沉迟冷结。

此以浮、沉、迟、数四脉，提诸脉之纲也。脉象虽多，总不外此四脉。浮主表证，沉主里证，迟为寒，数为热。浮而且数，表有热也；沉而且数，里有热也。浮而且迟，寒在表也；沉而且迟，寒在里也。

浮脉法天，轻手可得，泛泛在上，如水漂木。有力洪大，来盛去悠；无力虚大，迟而且柔；虚极则散，涣漫不收；有边无中，其名曰芤；浮小为濡，绵浮水面；濡甚则微，不任寻按；更有革脉，芤弦合看。

此以浮脉提纲，而取洪、虚、散、芤、濡、微、革七脉之兼乎浮者，统汇于下也。

浮脉法天，轻清在上，故轻手即见，与肉分相应，如木之漂于水面也。

洪脉者，如洪水之洪，有波涛汹涌之象，浮而有力，来盛去衰，即大脉也，即钩脉也。

虚脉者，浮而无力，且大且迟也。

散脉者，亦浮而无力，但按之如无，比于虚脉则更甚矣，若杨花飘散之象。

芤脉者，芤草中空，状如葱管，浮沉二候易见，故曰有边。独中候豁然难见，正如以指着葱，浮取得上面之葱皮，中取正在空处，沉按之，又着下面之葱皮。无中者，非中候绝无，但比之浮沉则无力也。若泥为绝无，是无胃气矣。旧说以前后为两边，与芤葱之义不合。

濡脉者，浮而小且软也。

微脉者，浮而极小极软，比于濡脉则更甚矣。欲绝非绝，似有若无八字，可为微脉传神。

革脉者，浮而且弦且芤，浮多沉少，外急内虚，状如皮革。仲景云：弦则为寒，芤则为虚；虚寒相搏，此名曰革。革脉、牢脉，皆大而弦，革则浮取而得，牢则沉候而见也。旧以牢、革为一脉者，非。

沉脉法地，如投水石。沉极为伏，推筋着骨；有力为牢，大而弦长；牢甚则实，幅幅而强；无力

为弱，柔小如绵；细直而软，如蛛丝然。

此以沉脉提纲，而取伏、牢、实、弱、细五脉之兼乎沉者，统汇于下也。沉脉法地，重浊在下，故重按乃得，与筋骨相应，如石之坠于水底也。伏脉者，沉之极也，伏于下也。沉脉在筋骨之间，伏脉则推筋着骨，然后可见也。牢脉者，沉而有力，且大、且弦、且长也。实脉者，浮、中、沉三候皆有力，更甚于牢脉也。弱脉者，沉而极细软也。细脉者，沉细而直且软也。

迟脉属阴，一息三至，缓脉和匀，春柳相似。迟细为涩，往来极滞；结则来缓，止而复来。代亦来缓，止数不乖。

此以迟脉提纲，而取缓、涩、结、代四脉之兼乎迟者，统汇于下。迟脉者，往来迟慢，为不及之象。缓脉者，一息四至，往来和匀，春风微吹柳梢，此确喻也，即胃气脉也。涩脉者，迟滞不利，状如轻刀刮竹，旧称一止复来者，非也。结脉者，迟而时有一止也。代脉者，迟而中止，不能自还，且止有定数，如四时之有禅代，不愆其期也，故名曰代。

数脉属阳，一息六至，往来流利，滑脉可识。有力为紧，切绳极似；数时一止，其名为促；数如豆粒，动脉无惑。

此以数脉提纲，而取滑、紧、促、动四脉之兼乎数者，统汇于下也。数脉者，往来急数，为太过之象。滑脉者，滑而不滞，如珠走盘也。紧脉者，紧急有力，左右弹手。切绳者，喻其紧，亦喻左右弹也。促脉者，数而时有一止，如疾行而蹶也。动脉者，形如豆粒，厥厥动摇，两头俱俯，中间高起，故短如豆粒。旧云：上下无头尾，则上不至寸为阳绝，下不至尺为阴绝，是死绝之脉，非动脉也。仲景云：阳动则汗出，阴动则发热。由是则寸尺皆有动脉，谓独见于关者，误矣。

别有三脉，短长与弦。不及本位，短脉可原；过于本位，长脉绵绵；长而端直，状类弓弦。

此短、长与弦三脉，非浮、沉、迟、数可括，故别列于此。短者，短缩之象；长者，相引之象；弦者，劲而端直之象。

按：戴同父曰：关不诊短。若短脉见于关上，是上不通寸为阳绝，下不通尺为阴绝矣。

一脉一形，各有主病，脉有相兼，还须细订。

前所载者，皆脉之形象，然有所主之病，有相兼之脉，更须细加考订。

此以下至"女胎三月"句，凡十有三节，各明某脉某病，而相兼之脉，尽在其中矣。

浮脉主表，腑病所居。有力为风，无力血虚，浮迟表冷，浮数风热，浮紧风寒，浮缓风湿。

六腑属阳，其应在表，故浮主腑病也。浮而有力，则知风邪所干，邪气盛则实，有余之象也。浮而无力，则知阴血亏损，正气夺则虚，不足之象也。脉浮主表，脉迟主冷，浮迟兼见，则为表冷也。脉浮主风，数脉主热，浮数兼见，则为风热也。紧脉为寒，浮紧兼见，则为风寒也。缓脉主湿，浮缓兼见，则为风湿也。

浮虚伤暑，浮芤失血，浮洪虚火，浮微劳极，浮濡阴虚，浮散虚剧，浮弦痰饮，浮滑痰热。

暑伤气，气虚则脉虚，故浮虚为伤暑也。失血之脉必芤，如吐血、下血之类。芤脉自兼浮，非浮脉兼芤也。洪主火，洪而兼浮，知为虚火。微为气血俱虚，故主劳极，此亦微脉自兼浮也。血属阴，其应在下，濡脉按之而软，故为阴虚。散者，散亡之义，虚极所致，剧即极也。弦者，风木之象，浮亦为风，故为痰饮，乃风痰也。滑主痰证，滑本阳脉，而又兼浮，则炎上之象，故为热痰也。

沉脉主里，为寒为积。有力痰食，无力气郁。沉迟虚寒，沉数热伏；沉紧冷痛，沉缓水蓄。

五脏属阴，其应在里，故沉主里病也。沉者，阴象也；积者，脏病也，故为寒积。沉而有力，有余之象，必有形之物凝滞于内；沉而无力，不足之象，乃无形之气郁结于中。沉迟皆偏于阴，所以虚寒；沉里数热，故热伏于里也。紧主诸痛，亦主于寒，得之沉分，非冷痛乎？湿家得缓，沉位居里，当水蓄矣。

沉牢痼冷，沉实热极，沉弱阴亏，沉细虚湿，沉弦饮痛，沉滑食滞，沉伏吐利，阴毒积聚。

仲景曰：寒则坚牢，有牢固之义，故云痼冷。牢脉自在沉分，非兼见也。实脉为阳，热之极也，实则三候皆强，不独在沉分也。按之无力为弱脉，故曰阴亏。细为不足，亦主湿侵，故曰虚湿。弦本主饮，亦主诸痛。滑虽主痰，若在脾部而沉分见之，为食滞也。寸伏则吐，尺伏则利。在阴证伤寒，则为阴毒积聚耳。

迟脉主脏，阴冷相干，有力为痛，无力虚寒。

五脏为阴，迟亦为阴，是以主脏，乃阴冷相干也。迟而有力，则因寒而凝滞，是以为痛。迟而无力，中空显然，故当虚寒。

数脉主腑，主吐主狂，有力实热，无力虚疮。

六腑为阳，数亦为阳，是以主腑。吐者，阳气亢逆也。狂者，热邪传里也。数而有力，实热可知；数而无力，虚疮可断。

滑司痰饮，右关主食，尺为蓄血，寸必吐逆。

滑为痰脉，右关沉滑，知有食停。两尺见之，蓄血可察。两寸见之，吐逆难免矣。

涩脉少血，亦主寒湿，反胃结肠，自汗可测。

尺中见涩，血少精伤也；关中见之，脾虚不能胜湿也。血液枯竭，上为反胃，下为结肠也。两寸见涩，则为自汗，盖汗乃心之液，而肺主皮毛也。

弦脉主饮，木侮脾经，阳弦头痛，阴弦腹疼。

木旺者，脉必弦。木旺以来侮土，土虚不能制湿，而痰饮之证生焉。阳弦者，寸也，寸主上焦，故当头痛；阴弦者，尺也，尺主下焦，故当腹疼。

长则气治，短则气病。细则气衰，大则病进。

长乃肝之平脉，故曰气治。经曰：如循长竿末梢为平，如循长竿为病。短虽肺之平脉，若非右寸及秋令见之，即为病矣。脉以和平为贵，细者，不及而气衰；大者，太过而病进也。

浮长风痫，沉短痞塞，洪为阴伤，紧主寒痛。缓大风虚，缓细湿痹，缓涩血伤，缓滑湿痰。

浮风长火，风火相搏，则肝病而痫生。沉阴短虚，虚寒相合，则气滞而痞生。洪即大脉，火之亢也；阳亢者，阴必伤。紧为寒脉，浮分，则表为寒束而痛；沉分，则里为寒滞而痛。缓为虚而大为风，缓大并至，故曰风虚。缓者，湿气停滞；细者，虚气不行而痹生焉。涩见即为血伤，挟缓则转伤也。滑见即为湿痰，挟缓则愈湿矣。

涩小阴虚，弱小阳竭。阳微恶寒，阴微发热。阳动汗出，为痛为惊；阴动则热，崩中失血。虚寒相搏，其名为革，男子失精，女人漏血。

涩自主血虚，兼小而愈虚矣。弱脉自然小，此非兼脉，但弱脉见则阳气虚竭矣。微者，大虚之脉，故在阳分见则气虚而恶寒，在阴分见则血虚而发热。寸动名阳，汗出者，心肺之证，惊气入心，气滞则痛，亦心肺也。尺动名阴，热者，肾水不足；崩中失血，皆肾经失闭蛰封藏之本也。仲景论革脉云：弦则为寒，芤则为虚，虚寒相搏，此名曰革。男子亡血失精，女人半产漏下。

阳盛则促，肺痈热毒；阴盛则结，疝瘕积郁。代则气衰，或泄脓血，伤寒霍乱，跌打闷绝，疮疽痛甚，女胎三月。

数而有止为促，岂非阳盛乎？肺痈热毒，皆火极所致者。迟而有止为结，岂非阴盛乎？疝瘕积郁，皆阴气凝滞也。至于代脉，真气衰败而后见也。泄脓血者，见之必死。惟伤寒心悸，或霍乱昏烦，或跌打损伤，或疮疽痛极，或怀胎三月，此五者见之，弗作死脉也。

脉之主病，有宜不宜，阴阳顺逆，吉凶可推。

病有阴阳，脉亦有阴阳，顺应则吉，逆见即凶。

此以下至其死可测句，凡二十七节，详分某病见某脉吉，某病见某脉凶也。

中风之脉，却喜浮迟，坚大急疾，其凶可知。

中风者，多虚脉，以浮迟为顺，若反坚急，决无生理。

伤寒热病，脉喜浮洪，沉微涩小，证反必凶。汗后脉静，身凉则安；汗后脉躁，热甚必难。阳证见阴，命必危殆；阴证见阳，虽困无害。

此节皆言伤寒之顺逆也。虽受寒邪，传里必热，故曰热病。病既属热，脉以浮、洪为吉，若沉、微、涩小，是证与脉反，故凶。汗后邪解，便当脉静身凉；若躁而热，所谓汗后不为汗衰，不可治矣。阳证而见沉、涩、细、弱、微、迟之阴脉，则脉与证反，命必危殆；阴证而见浮、大、数、动、洪、滑之阳脉，虽若反证，在他证忌之，独伤寒为邪气将解之象，病虽危困，无害于命也。

劳倦内伤，脾脉虚弱；汗出脉躁，死证可察。

劳倦伤脾，故脾脉虚弱为顺也。若汗出而脉反躁疾，则逆矣，安得不死？

疟脉自弦，弦数者热，弦迟者寒，代散则绝。

疟者，风暑之邪，客于风木之府，木来乘土，脾失转输，不能运水谷之精微，遂多停痰留饮。弦应风木，又主痰饮，无痰不成疟，故曰疟脉自弦。数热、迟寒，自然之理，独见代、散二脉，则命必绝矣。

泄泻下痢，沉小滑弱，实大浮数，发热则恶。

泻痢则虚，宜见沉、小、滑、弱之虚脉；若反见实、大、浮、数之脉，则身必发热而成恶候矣。

呕吐反胃，浮滑者昌；弦数紧涩，结肠者亡。

呕吐反胃，脾虚有痰也。浮为虚，滑为痰，是其正象，可以受补，故曰昌也。若弦、数、紧、涩，则血液枯竭，遂致粪如羊屎，必死不治矣。

霍乱之候，脉代勿讶；厥逆迟微，是则可嗟！

霍乱之脉，洪大为佳，若见代脉，因一时清浊混乱，故脉不接续，非死脉也。微细而舌卷囊缩者，不可治耳。

嗽脉多浮，浮濡易治；沉伏而紧，死期将至。

嗽乃肺疾，脉浮为宜，兼见濡者，病将退也。若沉伏与紧则相反，而病深矣，不死何待？

喘息抬肩，浮滑是顺；沉涩肢寒，均为逆证。

喘证无非风与痰耳，脉以浮、滑为顺；若反沉、涩而四肢寒者，必死不治。

火热之证，洪数为宜，微弱无神，根本脱离。

热证而得洪数，乃正应也；若见微、弱，脉证相反，根本脱绝，药饵不可施矣。

骨蒸发热，脉数为虚，热而涩小，必殒其躯。

骨蒸者，肾水不足，壮火僭上，虚数二脉，其正象也。若见涩小之脉，所谓发热脉静，不可救药耳。

劳极诸虚，浮软微弱，土败双弦，火炎则数。

虚证宜见虚脉，若两手脉弦，谓之双弦。弦乃肝脉，右关见之，是肝木乘脾，故曰土败。火热太过，脉必极数，甚而七至，痨证之脉，六至以上，便不可治。

失血诸证，脉必现芤，缓小可喜，数大堪忧。

芤有中空之象，失血者宜尔也；缓小亦为虚脉，顺而可喜。若数且大，谓之邪胜，故可忧也。

蓄血在中，牢大却宜，沉涩而微，速愈者稀。

蓄血者，有形实证，牢大之脉，脉证相宜；倘沉涩而微，是挟虚矣，既不能自行其血，又难施峻猛之剂，安望其速愈耶？

三消之脉，数大者生，细微短涩，应手堪惊。

渴而多饮为上消，消谷善饥为中消，渴而便数有膏为下消。三消皆燥热太过，惟见数大之脉为吉耳；细微短涩，死不可救。

小便淋闭，鼻色必黄，实大可疗，涩小知亡。

鼻头色黄，必患小便难，六脉实大者，但用分理之剂必愈。若逢涩小，为精血败坏，死亡将及矣。

癫乃重阴，狂乃重阳，浮洪为吉，沉急凶殃。

癫、狂二证，皆以浮洪为吉，取其病尚浅也；若沉而急，病已入骨，虽有扁、仓，莫之能疗矣！

痫宜虚缓，沉小急实，或但弦急，必死不失。

痫本虚痰，脉见虚缓，自应然也。若沉、小、急、实，或虚而弦急者，肝之真脏脉见矣，安望其更生耶？

心腹之痛，其类有九，细迟速愈，浮大延久。

九种心腹之痛，皆宜迟细，易于施疗。如浮而大，是为中虚，不能收捷得之效也。

疝属肝病，脉必弦急，牢急者生，弱急者死。

肝主筋，疝则筋急，故属肝病也。肝脉弦急，是其常也。疝系阴寒之咎，牢主里寒之脉，亦其常也。如且弱且急，必有性命之忧。

黄疸湿热，洪数偏宜，不妨浮大，微涩难医。

湿蒸热壅，黄疸生焉，洪数也，浮大也，皆所宜也。一见微涩，虚衰已甚，必食少泻多，无药可疗矣。

胀满之脉，浮大洪实；细而沉微，岐黄无术。

胀满属有余之证，宜见有余之脉，浮、大、洪、实是也。沉细而微，谓之证实而脉虚，虽岐黄神圣，莫可回生矣。

五脏为积，六腑为聚，实强可生，沉细难愈。

积也、聚也，皆实证也。实脉强盛，是所当然。

沉细为虚之诊，真气败绝，不可为已。

中恶腹胀，紧细乃生；浮大为何？邪气已深。

中恶者，不正之气也，紧细主吉，浮大则凶也。

鬼祟之脉，左右不齐，乍大乍小，乍数乍迟。

鬼祟犯人，左右二手脉象不一，忽大忽小，忽数忽迟，无一定之脉形也。

痈疽未溃，脉宜洪大；及其已溃，洪大始戒。

未溃属实，洪大为正脉也；若溃后则虚矣，亦见洪大，毋乃不可乎！

肺痈已成，寸数而实；肺痿之形，数而无力。肺痈色白，脉宜短涩，浮大相逢，气损血失。肠痈实热，滑数可必，沉细无根，其死可测。

肺痈而寸口数实，知脓已成矣。肺叶焦痿，火乘金也，是以数而无力。肺痈几作，则肺气虚损；白者，西方本色，所谓一脏虚，则一脏之本色见也。短涩者，秋金之素体，若逢浮大，是谓火来乘金，克我者为贼邪，血气败坏之诊也。肠痈，实也；沉细，虚也；证实脉虚，死期将至矣。

妇人有子，阴搏阳别，少阴动甚，其胎已结。

滑疾不散，胎必三月，但疾不散，五月可别。左疾为男，右疾为女；女腹如箕，男腹如斧。

此一节，女科胎前之脉也。阴搏阳别者，寸为阳，尺为阴，言尺阴之脉，搏指而动，与寸阳之脉迥然分别，此有子之诊也。或手少阴心脉，独动而甚，心脏主血，故胎结而动甚也。动者，往来流利之动，非厥厥如豆之动也。疾即数也，滑而且数，按之不散，三月之胎也。滑脉不见，而但疾不散，五月之胎也。左为阳，故左疾为男胎；右为阴，故右疾为女胎。女胎腹形，状如箕之圆也；男胎腹形，状如斧之上小而下大也。

欲产之脉，散而离经；新产之脉，小缓为应，实大弦牢，其凶可明。

此一节，产中之脉也。散而离经，离经者，离乎经常之脉也。胎动于中，脉乱于外，势之必至也。产后气血两虚，见小缓之虚脉为吉。若见实、大、弦、牢，凶可知矣。

奇经八脉，不可不察。直上直下，尺寸俱牢，中央坚实，冲脉昭昭。胸中有寒，逆气里急，疝气

攻心，支满溺失。

奇经者，无表里配偶之经也。八脉者，阳维也，阴维也，阳跻也，阴跻也，冲也，督也，任也，带也。直上直下，弦长相似，尺寸俱牢，亦兼弦长，是以有逆气里急之证。疝气攻心，正逆急也。支满者，胀也；溺失者，冲脉之邪干肾也。此以下凡五节，皆奇经脉也。

直上直下，尺寸俱浮，中央浮起，督脉可求。腰背强痛，风痫为忧。

直上直下，则弦长矣。尺寸俱浮，中央亦浮，则六部皆浮，又兼弦长，故其见证，皆属风家。大抵冲脉主里，督脉主表也。

寸口丸丸，紧细实长，男疝女瘕，任脉可详。

寸口者，统寸、关、尺三部也。丸丸，动貌。紧细实长，寒邪盛而实也。男疝、女瘕，即所谓苦少腹绕脐，下引阴中切痛也。

寸左右弹，阳跻可决；尺左右弹，阴跻可别；关左右弹，带脉之诀。

左右弹，紧脉之象也。阳跻主阳络，故应于寸；

阴跷主阴络，故应于尺；带脉如束带之状，在人腰间，故应于关。

尺外斜上，至寸阴维；尺内斜上，至寸阳维。

从右手手少阳三焦，斜至寸上手厥阴心包络之位，是阴维脉也；从左手足少阴肾经，斜至寸上手太阳小肠之位，是阳维也。斜上者，不由正位而上，斜向大指，名为尺外，斜向小指，名为尺内，邪在阳维、阳跷则发痫，痫动而属阳；邪在阴维、阴跷则发癫，癫静而属阴故也。

脉有反关，动在臂后，别由列缺，不干证候。

反关脉者，脉不行于寸口，由列缺络入臂后，手阳明大肠之经也。以其不顺行于关上，故曰反关。有一手反关者，有两手反关者，此得于有生之物，非病脉也。令病人覆手诊之，方可见耳。

经脉病脉，业已昭详，将绝之形，更当度量。

经常之脉，主病之脉，皆明于前矣。而死绝之脉，亦不可不察也。分别于后。

心绝之脉，如操带钩，转豆躁疾，一日可忧。

经曰：脉来前曲后倨，如操带钩，曰心死。前曲者，谓轻取则坚强而不柔；后倨者，谓重取则牢实而不动，如持革带之钩，全失冲和之气，但钩无胃，故曰心死。转豆者，即经所谓：如循薏苡子累累然，状其短实坚强，真脏脉也。又曰：心绝，一日死。

肝绝之脉，循刀责责，新张弓弦，死在八日。

经曰：真肝脉至，中外急如循刀刃。又曰：脉来急溢，劲如新张弓弦，曰肝死。又曰：肝绝，八日死。

脾绝雀啄，又同屋漏，一似水流，还如杯覆。

旧诀曰：雀啄连来四五啄，屋漏少刻一点落。若水流，若杯覆，皆脾绝也。经曰：脾绝，四日死。

肺绝为何？如风吹毛，毛羽中肤，三日而号。

经曰：如风吹毛，曰肺死。又曰：真肺脉至，如以毛羽中人肤。皆状其但毛而无胃气也。又曰：肺绝，三日死。

肾绝伊何？发如夺索，辟辟弹石，四日而作。

经曰：脉来如夺索，辟辟如弹石，曰肾死。又曰：肾绝，四日死。旧诀云：弹石硬来寻即散，搭指散乱如解索。正谓此也。

命脉将绝，鱼翔虾游，至如涌泉，莫可挽留。

旧诀云：鱼翔似有又似无，虾游静中忽一跃。
经云：浑浑革至如涌泉，绵绵其去如弦绝。皆死
脉也。

脉法心参

前者《四言脉诀》，皆言脉象。然而脉有精理，更当深求。
兹曰《心参》，盖余之得乎心而应乎手者，亦有得乎心而不能喻诸
口者，若能于此研穷，期于了了明通，方不愧为司命耳。

《脉诀》，高阳生托王叔和之名者也。自伪诀讹
传，脉法久晦，虽辟之者代有其人，奈习之者恬不
知改。余欲起而正之，固知微尘无足岳之能，滴
露乏添江之力，然天下万世，岂无明眼？虽信余言，
或不及信伪诀，而信伪诀，何如其信《内经》耶？
今以《内经》脉法为图，因以数言正其疵误，但细
心阅之，则凫颈蛇足，自当立辨。

尺内两旁，则季胁也，尺外以候肾，尺里以候

腹中。附上，左外以候肝，内以候膈，右外以候胃，内以候脾。上附上，右外以候肺，内以候胸中，左外以候心，内以候膻中。

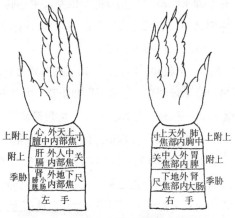

《内经》分配脏腑诊候图

此《内经》之三部候法也。腑不及胆者，寄于肝也；不及大小肠、膀胱者，统于腹中也。至伪诀以大小肠配于寸上，以三焦列于左尺，以命门列于右尺，及乎厥阴、膻中，竟置而不言，不可不为之辨，使后学有确然可遵之法也。

夫寸主上焦，以候胸中，关主中焦，以候膈中；尺主下焦，以候腹中，此人身之定位，古今之通论也。大、小肠皆在下焦腹中，伪诀越中焦而候之寸上，有是理乎？滑伯仁见及此，以左尺主小肠、膀胱、前阴之病，右尺主大肠、后阴之病，可称千古双眼。以上辨大、小肠配于寸上之非。

《难经》及叔和、启玄，皆以三焦有名无形，已为误矣。陈无择创言，三焦有形如脂膜，更属不经。《灵枢》曰：密理厚皮者三焦厚，粗理薄皮者三焦薄。又曰：勇士者三焦理横，怯士者三焦理纵。又曰：上焦出于胃上口，并咽以上，贯膈而布胸中；中焦亦并胃中，出上焦之后，泌糟粕，蒸津液，化精微而为血；下焦者，别回肠，注于膀胱而渗入焉。水谷者，居于胃中，成糟粕，下大肠而成下焦。又曰：上焦如雾，中焦如沤，下焦如渎。既曰无形，何以有厚薄？何以有纵、有横？何以如雾、如沤、如渎？何以有气血之别耶？且又曰：三焦出气以温肌肉，充皮肤。固已明指肌肉之内，脏腑之外为三焦也。《脉诀》不知其统主一身，妄列于右尺，何不

思之甚哉？此明身中脏腑空处为三焦，而《难经》有名无形，《脉诀》列于右尺，陈无择妄为有形如脂膜，皆以经文正之。

手厥阴一经，从无定论。《金匮真言篇》曰：肝、心、脾、肺、肾五脏为阴，胆、胃、大肠、小肠、三焦、膀胱六腑为阳，此止十一经耳。则手厥阴之一经，果何在乎？《灵兰秘典篇》曰：心者，君主之官，神明出焉。肺者，相傅之官，治节出焉。肝者，将军之官，谋虑出焉。胆者，中正之官，决断出焉。膻中者，臣使之官，喜乐出焉。脾胃者，仓廪之官，五味出焉。大肠者，传导之官，变化出焉。小肠者，受盛之官，化物出焉。肾者，作强之官，伎巧出焉。三焦者，决渎之官，水道出焉。膀胱者，州都之官，津液藏焉，气化则能出矣。观其以膻中足十二经之数，然则配手厥阴经者，实膻中也。及《灵枢》叙经脉，又有胞络而无膻中，然而曰：动则喜笑不休，正与喜乐出焉之句相合。夫喜笑者，心火所司，则知膻中与心应，即胞络之别名也。《灵枢·邪客》曰：心者，五脏六腑之大主，其脏坚固，因邪弗能容，容之则心伤，心伤则神去，神去则死矣。故诸邪之在心者，皆在心之胞络。由是察之，胞络即为膻中，断无可疑。膻中以配心脏，自有确据。以上明膻中即为胞络也。

心、肝、脾、肺，俱各一候，惟肾一脏而分两尺之候者，为肾有两枚，形如豇豆，分列于腰脊之左右也。则谓以两尺候肾，深合经旨。《难经》《脉诀》乃以左尺候肾水，右尺候命门相火，误矣。考《明堂》《铜人》等经，命门一穴，在肾脉第十四椎下陷中，两肾之间。肾虽水脏，而相火寓焉，盖一阳居二阴之间，所以成乎坎也。独不思脉之应于指下者，为有经络循经，朝于寸口。详考《内经》，并无命门之经络也，既无经络，何以应诊而可列之右尺乎？但当以左肾为水，右肾为火，不可以左为肾，右为命门也。此明不可以右肾为命门。

人迎气口之说

关前一分，人命之主，左为人迎，右为气口，人迎以辨外因，气口以辨内因。又曰：人迎紧盛伤于风，气口紧盛伤于食。盖寸部三分，关部三分，

尺部三分，三部合计，共得九分。每部三分者，前
一分，中一分，后一分也。此云关前一分，仍在关
上之前一分耳。人多误认关前二字，竟以左寸为人
迎，右寸为气口，误矣。须知左关前一分，正当肝
部，肝为风木之脏，故外伤于风者，内应风脏而为
紧盛也。右关前一分，正当脾部，脾为仓廪之官，
故内伤于食者，内应食脏而为紧盛也。观其但曰伤
于风，勿泥外因，而概以六气所伤者，亦取人迎也。
但曰伤于食，勿泥内因，而概以七情所伤者，亦取
气口也。

古人人迎、气口有两法：在左右两手分之，左
为人迎，右为气口。在右手一手分之，肺在寸为人
迎，脾在关为气口。盖肺主皮毛，司腠理，凡风邪
来客，先犯皮毛，皆肺经腠理不密所致也。

脉有不可言传之说

脉之理微，自古记之。昔在黄帝，生而神灵，
犹曰若窥深渊而迎浮云。许叔微曰：脉之理幽而难
明。吾意所解，口莫能宣也。凡可以笔墨载，可以

口舌言者,皆迹象也。至于神理,非心领神会,乌能尽其玄微?如古人形容胃气之脉,而曰不浮不沉,此迹象也,可以中候求也;不疾不徐,此迹象也,可以至数求也。独所谓意思欣欣,悠悠扬扬,难以名状,非古人秘而不言,欲名状之而不可得,姑引而不发,跃如于言词之表,以待能者之自从耳。东垣至此,亦穷于词说,而但言脉贵有神。惟其神也,故不可以迹象求,言语告也。又如形容滑脉,而曰替替然如珠之圆转;形容涩脉,而曰如雨沾沙;形容紧脉,而曰如切绳转索;形容散脉,而曰如杨花散漫;形容任脉,而曰寸口丸丸。此皆迹象之外,别有神理。就其所言之状,正惟穷于言语,如借形似以揣摹之耳。盖悟理虽入微之事,然迹象未明,从何处悟入,思境未苦,从何处悟出,必于四言之诀,二十七字之法,诵之极其熟,思之极其苦,夫然后灵明自动,神鬼来通。启玄子曰:欲登泰岱,非径奚从;欲诣扶桑,无舟莫适。其是之谓乎?

因形气以定诊之说

逐脉审察者，一成之矩也；随人变通者，圆机之士也。肥盛之人，气居于表，六脉常带浮洪；瘦小之人，气敛于中，六脉常带沉数。性急之人，五至方为平脉；性缓之人，四至便作热医。身长之人，下指宜疏；身短之人，下指宜密。北方之人，每见实强；南方之人，恒多软弱。少壮之脉多大；老年之脉多虚。酒后之脉常数；饭后之脉常洪。远行之脉必疾；久饥之脉必空。室女尼姑多濡弱，婴儿之脉常七至。经曰：形气相得者生，三五不调者死。其可不察于此乎？

诊贵提纲之说

脉者，气血之先，阴阳之兆，贵得其纲领而提挈之也。左手为阳，右手为阴；关前为阳，关后为阴；浮取为阳，沉取为阴；数躁为阳，迟慢为阴；有力为阳，无力为阴；长大为阳，短小为阴。明乎此而脉之大端已在是矣。故曰：约而言之，只浮、沉、迟、数，已见其梗概；博而考之，虽二十四字，未尽其精详。经曰：知其要者，一言而终；不知其要，流散无穷，此之谓也。

脉有相似宜辨

洪与虚，皆浮也，浮而有力为风，浮而无力为虚。

沉与伏，皆沉也，沉脉行于筋间，重按即见；伏脉行于骨间，重按不见，必推筋至骨，乃可见也。

数与紧，皆急也，数脉以六至得名，而紧则不必六至，惟弦急而左右弹，状如切紧绳也。

迟与缓，皆慢也，迟则三至，极其迟慢；缓则四至，徐而不迫。

实与牢，皆兼弦、大、实、长之四脉也，实则浮、中、沉三取皆然，牢则但于沉候取也。

洪与实，皆有力也，洪则重按少衰，实则按之亦强也。

革与牢，皆大而弦也，革则浮取而得，牢则沉取而见也。

濡与弱，皆细小也，濡在浮分，重按即不见也；弱主沉分，轻取不可见也。

细与微，皆无力也，细则指下分明；微则似有若无，模糊难见也。

促、结、涩、代，皆有止者也。数时一止为促；缓时一止为结；往来迟滞，似止非止为涩；动而中止，不能自还，止有定数为代。

脉有相反宜参

浮、沉者，脉之升降也；迟、数者，脉之急慢也；滑、涩者，脉之通滞也；虚、实者，脉之刚柔也；长、短者，脉之盈缩也；洪、微者，脉之盛衰也；紧、缓者，脉之张弛也；牢、革者，脉之内外也；动、伏者，脉之出处也；促、结者，脉之阴阳也；濡、弱者，脉之穷于进退者也；芤、弦者，脉之见于盛衰者也。经曰：前大后小，前小后大，来疾去徐，来徐去疾，去不盛，来反盛，去盛，来不盛，乍大乍小，乍长乍短，乍数乍疏。是又二脉之偶见者也。

脉位法天地五行之说

北方为坎，水之位也；南方为离，火之位也；东方为震，木之位也；西方为兑，金之位也；中央为坤，土之位也。人身一小天地，故脉位应之。试南面而立，以观两手之部位，心属火居寸，亦在南也。肾属水居尺，亦在北也。肝属木居左，亦在东也。肺属金属右，亦在西也。脾属土居关，亦在中也。

以五行相生之理言之，天一生水，故先从左尺肾水，生左关肝木，肝木生左寸心火，心火为君主，其位至高，不可下，乃分权于相火，相火寓于右肾，肾本水也，而火寓焉，如龙伏海底，有火相随。右尺相火，生右关脾土，脾土生右寸肺金，金复生水，循环无穷，此相生之理也。

更以五行相克之理言之，相火在右尺，将来克金，赖对待之左尺，实肾水也；火得水制，则不乘金矣。脾土在右关，将来克水，赖对待之左关，实肝木也，土得木制，则不侮水矣。肺金在右寸，将来克木，赖对待之左寸，实心火也，金得火制，则不贼木矣。右手三部，皆得左手三部制矣，而左手三部，竟无制者，独何欤？右寸之肺金，有子肾水，可复母仇；右关之脾土，有子肺金，可复母仇；右尺之相火，有子脾土，可复母仇；是制于人者，仍可制人，相制而适以相成也，此相克之理也。

长短二脉不诊于关之说

夫脉以过于本位，名之为长。如寸之过于本位，直可上溢鱼际；尺之过于本位，直可下通尺泽。至于关中，稍过于上即为寸部，稍过于下即为尺部，何从见其过于本位而名之为长乎？或曰：长为肝家本脉，见于《内经》者，然则亦不从关上诊欤？曰：凡尺寸之见长者，皆肝脉之应也，必欲于左关求之，是痴人前说梦矣。

不及本位，故名曰短。寸可短也，尺可短也，若欲于关上寻不及本位之短脉，是上不通寸为阳绝，下不通尺为阴绝，乃死脉也。岂可以死脉为短脉乎？尺、关、寸，一气贯通，决无间断之理，必欲于关上求短脉，其可得乎？故愚谓长短二脉，不诊于关中，但见于尺寸也。

缓脉非病脉之说

缓乃胃气之脉，六部中不可一刻无者也。所谓缓而和匀，不疾不徐，不大不小，不浮不沉，意思欣欣，悠悠扬扬，难以名状者，此胃气脉也。脉贵有神者，贵此胃气耳，安可以胃气脉为病脉乎？必缓中有兼见之脉，方可断病，如缓而大，缓而细之类是也。

革脉非变革之义

革脉者，浮取之而挺然，重按之而豁然，正如鼓皮，外虽绷急，中则空虚。故丹溪云：如按鼓皮。此的解也。皮即为革，故名为革。滑伯仁以革为变革之义，误矣。若曰变革，是怪脉也，而革果怪脉乎，则变革之义何居乎？

脉以胃气为本

至哉坤元，万物资生，惟人应之，胃气是也，故脉以胃气为本。夫肝、心、肺、肾四脏之气，各有偏胜，俱赖胃气调剂之，使各得和平。故曰：土位居中，兼乎五行。春胃微弦曰平，弦多胃少曰肝病，但弦无胃曰死；胃而有毛曰秋病，毛甚曰今病。

夏胃微钩曰平，钩多胃少曰心病，但钩无胃曰死；胃而有石曰冬病，石甚曰今病。

长夏胃微软弱曰平，弱多胃少曰脾病，但代无胃曰死；软弱有石曰冬病，石甚曰今病。

秋胃微毛曰平，毛多胃少曰肺病，但毛无胃曰死；毛而有弦曰春病，弦甚曰今病。

冬胃微石曰平，石多胃少曰肾病，但石无胃曰死；石而有钩曰夏病，钩甚曰今病。

四时长夏，皆以胃气为本。诊家于此精熟，则生克之故了然，或生或死，或病或不病，无遁情矣。

真脏脉见乃决死期

肝病则脉弦，弦而劲急，如循刀刃，真肝脉见也，庚日笃，辛日死，死于申、酉时。心病则脉洪，洪而鼓躁，如操带钩者，真心脉见也，壬日笃，癸日死，死于亥、子时。脾病则脉软，脉来如屋之漏，如水之流，介然不鼓者，真脾脉见也，甲日笃，乙日死，死于寅、卯时。肺病则脉涩，涩而轻短，如风吹毛者，真肺脉见也，丙日笃，丁日死，死于午、未时。肾病则脉石，石而搏激，如雀之啄者，真肾脉见也，戊日笃，己日死，死于辰、戌、丑、未时。其有过期者，仓公所谓能食也。

诊法与叔和不同

王宗正曰：诊脉之法，当从心肺俱浮，肝肾俱沉，脾在中州。王叔和独守寸、关、尺部位，以测五脏六腑之脉者，非也。大抵从叔和而废此，固非，但守此说，不从叔和，亦非，当合而参之可也。

重阴重阳

寸脉浮大，阳也，又兼疾脉，此阳中之阳也，名曰重阳。尺内沉细，阴也，又兼迟脉，此阴中之阴也，名曰重阴。上部重阳，下部重阴，阳亢阴隔，癫狂乃成。

脱阴脱阳

六脉有表无里，如濡脉之类，此名脱阴。六脉有里无表，谓之陷下，如弱脉之类，此名脱阳。六脉暴绝，此阴阳俱脱也。经曰：脱阴者目盲，脱阳者见鬼，阴阳俱脱者危。

阴阳相乘相伏

浮取之候，两关之前，皆阳也。若见紧、涩、短、小之类，是阳不足而阴乘之也。沉取之候，两关之后皆阴也。若见洪、大、数、滑，是阴不足而阳乘之也。阴脉之中，阳脉间一见焉，此阴中伏阳也。阳脉之中，阴脉间一见焉，此阳中伏阴也。阴乘阳者必恶寒，阳乘阴者必内热。阴中伏阳者期于夏，阳中伏阴者期于冬。以五行之理推之，而月节可期也。

阴绝阳绝

夫人唇为飞门，齿为户门，会厌为吸门，胃为贲门，太仓下口为幽门，大肠、小肠会为阑门，下极为魄门，此为七冲门。此七门者，一气贯通，无有壅遏，壅遏则气闭而绝矣。寸口之动脉应之，故寸、关、尺一脉贯通，无有间绝，间绝则死。寸脉为上，上不至关为阳绝；尺脉为下，下不至关为阴绝。阳绝死于春夏，阴绝死于秋冬。

脉无根有两说

一以尺中为根。人之有尺，犹树之有根，水为天一之元，先天命根也。王叔和曰：寸关虽无，尺犹不绝，如此之流，何忧殒灭。谓其有根也。若肾脉独败，是无根矣。

一以沉候为根。经曰：诸脉无根者皆死。是谓有表无里，是谓孤阳不生，造化所以亘万古而不息者，一阴一阳互为其根也。阴既绝矣，孤阳岂能独存乎？

二说似乎不同，实则一致，两尺为肾部，沉候之六脉皆肾也。然则二尺之无根，与沉取之无根，总之，肾水绝也。

尺寸分经与络

寸部者，经脉之应也；尺部者，络脉之应也。寸部热满，尺部寒涩，此络气不足，经气有余也，秋冬死，春夏生。寸部寒涩，尺部热满，此经气不足，络气有余也，春夏死，秋冬生。

一岁之中脉象不可再见

春弦、夏洪，秋涩、冬石，各随时令而见，此为平也。如春宜弦而得洪脉者，至夏必死；得涩脉者，至秋必死；得石脉者，至冬必死，为真脏之气先泄也。其象先见于非时，当其时不能再见矣。

脉有亢制

经曰：亢则害，承乃制。此言太过之害也。亢者，过于上而不能下也；承者，受也。亢极则反受制也。如火本克金，克之太过则为亢，而金之子为水，可以制火，乘其火虚，来复母仇，而火反受其制矣。如吴王夫差起倾国之兵，以与晋争，自谓无敌，越王勾践乘其空虚，已入国中矣。在脉则当何如？曰：阳盛者，脉必洪大，至阳盛之极，而脉反伏匿，阳极似阴也。此乾之上九，亢龙有悔也。阴盛者，脉必细微，至阴盛之极，而脉反躁疾，阴极似阳也。此坤之上六，龙战于野也。凡过极者，反兼胜己之化也。

老少脉异

老者，脉宜衰弱，若过旺者，病也。壮者，脉宜充实，若衰弱者，病也。虽然，老者脉旺而非躁，此禀之厚，寿之征也；如其躁疾，有表无里，此名孤阳，死期近矣。壮者脉细而和缓，三部同等，此禀之静，养之定也；若细而劲直，前后不等，死期至矣。

从证不从脉

脉浮为表，治宜汗之，此其常也，而亦有宜下者焉。仲景云：若脉浮大，心下硬有热，属脏者攻之，不令发汗是也。脉沉为里，治宜下之，此其常也，而亦有宜汗者焉。少阴病始得之，反发热而脉沉者，麻黄附子细辛汤，微汗之是也。脉促为阳，常用葛根、芩、连清之矣，若脉促厥冷为虚脱，非灸非温不可，此又非促为阳盛之脉也。脉迟为寒，常用干姜、附子温之矣，若阳明脉迟，不恶寒，身体濈濈汗出，则用大承气，此又非迟为阴寒之脉矣。四者皆从证不从脉也。世有切脉而不问证，其失可胜言哉。

从脉不从证

表证汗之，此其常也。仲景曰：病发热头痛，脉反沉，身体疼痛，当救其里，用四逆汤，此从脉之沉也。里证下之，此其常也。日晡发热者，属阳明；脉浮虚者，宜发汗，用桂枝汤，此从脉之浮也。结胸证具，常以大、小陷胸下之矣，脉浮大者不可下，下之则死，是宜从脉而治其表也。身疼痛者，常以桂枝、麻黄解之矣，然尺中迟者不可汗，以营血不足故也，是宜从脉而调其营卫。此皆从脉不从证也。世有问证而忽脉者，得非仲景之罪人乎？

形肉已脱九候虽调犹死

此岐伯欲人以脉合形也。盖形肉者，脾之所主，脾土为万物之母，观其形肉脱，则知脾坏于内而根本丧矣。九候虽调，犹不免于死，形可以弗视乎哉。

七诊虽见九候皆从者不死

此岐伯欲人融通脉理，不可一途而取也。七诊者，独大、独小、独迟、独疾、独寒、独热、独陷下也。此皆恶脉。今论其不死者，如少阳之至，乍大乍小；阳明之至，浮大而短；太阳之至，洪大而长；太阴之至，紧大而长；少阴之至，紧细而微；厥阴之至，沉短而数。是皆旺脉也。又如南政之岁，三阴司天，则寸不应；三阴在泉，则尺不应；北政之岁，三阴司天，则尺不应；三阴在泉，则寸不应。是皆运气使然也，故谓之从。从者，顺四时、五行而为之迁变，安得死哉？

冲阳太溪太冲

冲阳者，胃脉也，在足跗即脚面也。上五寸，骨间动脉上，去陷谷三寸。盖土者，万物之母，冲阳脉不衰，胃气犹在，病虽危，尚可生也。然于旺中又忌弦急，弦急者，肝脉也，若见此脉，为木来克土，谓之贼邪，不治。

太溪者，肾脉也，在足内踝后跟骨即足跗后两旁圆骨，俗名孤拐骨。上动脉陷中。盖水者，天一之元，太溪不衰，肾犹未绝，病虽危，尚可生也。

太冲者，肝脉也，在足大趾本节后二寸陷中。盖肝者，东方木也，生物之始，此脉不衰，则生生之机尚可望也，女人专以此为主。

辨论太素脉

脉法倡自岐黄，不过测病情，决生死而已，安得有所谓太素也。自杨上善主《太素》脉法，徵休徵咎，比于神灵，而有验有不验者，何也？皆风鉴者流，托名《太素》以神其说耳。学者勿为邪说所惑也。然亦有可采之句，如曰：脉形圆净，至数分明，谓之清；脉形散涩，至数模糊，谓之浊。质清脉清，富贵而多喜；质浊脉浊，贫贱而多忧。质清脉浊，外富贵而内贫贱，失意处多，得意处少也。质浊脉清，外贫贱而内富贵，得意处多，失意处少也。富贵而寿，脉清而长；贫贱而夭，脉浊而促。清而促者，富贵而夭；浊而长者，贫贱而寿。此皆可采之句，然亦不能外乎风鉴也。

《内经》曰：持脉有道，虚静为保。春日浮，如鱼之游在波；夏日在肤，泛泛乎万物有余；秋日下肤，蛰虫将去；冬日在骨，蛰虫周密，君子居室。故曰：知内者，按而纪之，知外者，终而始之。此六者，持脉之大法。

色　诊

　　古人察色望气，命曰色诊。望而知之谓之神，居四诊之先。仲景诊明堂、阙庭，尽不见察，为世医咎，则色之于医尚矣。兹者采经文，集名论，类成一帙，以便稽考。

　　《移精变气论》曰：上古使僦贷季，理色脉而通神明，合之金木水火土，四时、八风、六合，不离其常。变化相移，以观其妙，以知其要，则色脉是矣。色以应日，脉以应月。

　　《脉要精微论》曰：夫精明五色者，气之华也。赤欲如白裹朱，不欲如赭；白欲如鹅羽，不欲如盐；青欲如苍璧之泽，不欲如蓝；黄欲如罗裹雄黄，不欲如黄土；黑欲如重漆色，不欲如地苍。以上言五色之见，皆贵光泽而恶晦滞也。五色精微象见，其寿不久也。夫精明者，所以视万物，别黑白，审短长。以长为短，以白为黑，如是则精衰矣。

　　《五脏生成篇》曰：青如草滋者死，黄如枳实者死，黑如炲音苔者死。赤如衃音丕血者死，白如枯骨者死。此五色之见死也。

生于心，如以缟裹朱；生于肺，如以缟裹红；生于肝，如以缟裹绀；生于脾，如以缟裹瓜蒌实；生于肾，如以缟裹紫。此五脏所生之外荣也。

色味当五脏。白当肺，辛；赤当心，苦；青当肝，酸；黄当脾，甘；黑当肾，咸。故白当皮；赤当脉；青当筋；黄当肉；黑当骨。

夫脉之小、大、滑、涩、浮、沉，可以指别；五脏之象，可以类推。如火炎上，水润下，木曲直，金坚敛，土安静之类。五脏相音，可以意识。如肝音角，心音徵，脾音宫，肺音商，肾音羽。五色微诊，可以目察。能合色脉，可以万全。

赤，脉之至也，喘而坚，诊曰：有积气在中，时害于食，名曰心痹，得之外疾，思虑而心虚，故邪从之。

白，脉之至也，喘而浮，上虚下实，惊，有积气在胸中，喘而虚，名曰肺痹。寒热，得之醉而使内也。

青，脉之至也，长而左右弹，有积气在心下支胅，名曰肝痹，得之寒湿，与疝同法，腰痛足清头痛。

黄，脉之至也，大而虚，积气在腹中，有厥气，名曰厥疝，女子同法，得之疾使四支，汗出当风。

黑，脉之至也，上坚而大，有积气在小腹与阴，名曰肾痹，得之沐浴清水而卧。

凡相五色之奇脉，面黄目青，面黄目赤，面黄目白，面黄目黑者，皆不死也；面青目赤，面赤目白，面青目黑，面黑目白，面赤目青，皆死也。

《诊要经终论》曰：太阳之脉，其终也，戴眼，反折瘛疭，其色黑，绝汗乃出，出则死矣。少阳终者，耳聋，百节皆纵，目环绝系，绝系一日半死。其死也，色先青白，乃死矣。阳明终者，口目动作，善惊，妄言，色黄，其上下经盛，不仁则终矣。少阴终者，面黑，齿长而垢，腹胀闭，上下不通而终矣。太阴终者，腹胀闭不得息，善噫，善呕，呕则逆，逆则面赤，不逆则上下不通，不通则面黑，皮毛焦而终矣。厥阴终者，中热嗌干，善溺，心烦，甚则舌卷，囊上缩而终矣。

《邪气脏腑病形篇》曰：夫色脉与尺脉之相应也，如桴鼓影响之相应也，不得相失也，此亦本末根叶之出候也。故根死则叶枯矣，色脉形肉不得相失也。故知一则为工，知二则为神，知三则神且明矣。

青色者，其脉弦也；赤者，其脉钩也；黄者，其脉代也；白者，其脉毛；黑者，其脉石。见其色而不得其脉，反得其相胜之脉，则死矣。得其相生之脉，则病已矣。

《五阅五使篇》曰：脉出于气口，色见于明堂，五色更出，以应五时。

肺病者，喘息鼻张；肝病者，眦青；脾病者，唇黄；心病者，舌卷短，颧赤；肾病者，颧与颜黑。

《五色篇》雷公问于黄帝曰：五色独决于明堂乎？黄帝曰：明堂者，鼻也；阙者，眉间也；庭者，颜也；颜为额角，即天庭也。蕃者，颊侧也；蔽者，耳门也。其间欲方大，去之十步，皆见于外，如是者寿必中百岁。

雷公曰：官五色奈何？官五色，言五色之所主也。黄帝曰：青黑为痛，黄赤为热，白为寒，是为五官。

雷公曰：以色言病之间甚，奈何？*间者，轻也；甚者，重也。*黄帝曰：其色粗以明，沉夭者为甚，其色上行者，病益甚，其色下行如云彻散者，病方已。五色各有藏部，有外部，有内部也。色从外部走内部者，其病从外走内；其色从内走外者，其病从内走外。病生于内者，先治其阴，后治其阳，反者益甚；其病生于阳者，先治其外，后治其内，反者益甚。

雷公曰：人不病卒死，何以知之？黄帝曰：大气入于脏腑者，不病而卒死矣。曰：病小愈而卒死者，何以知之？曰：赤色出两颧，大如拇指者，病虽小愈，必卒死。黑色出于庭，大如拇指，必不病而卒死。

沉浊为内，浮泽为外，*皆言色也。*黄赤为风，青黑为痛，白为寒，黄而膏甚为脓，赤甚者为血，痛甚为挛，寒甚为皮不仁。五色各见其部，察其浮沉，以知浅深；察其泽夭，以观成败；察其散搏，以知远近；视色上下，以知病处，积神于心，以知往今。

故相气不微，不知是非，属意弗去，乃知新故。色明不粗，沉夭为甚；不明不泽，其病不甚。虽不明泽，亦不沉夭，病必不甚。其色散，驹驹然未有聚；稚马曰驹，喻其无定，散而不聚也。其病散而气痛，聚未成也。言其为病尚散，即有痛处，因于气耳，非积聚成形也。

《卫气失常篇》：伯高曰：色起两眉薄泽者，病在皮；唇色青、黄、赤、白、黑者，病在肌肉；营气濡然者，病在血气；目色青、黄、赤、白、黑者，病在筋；耳焦枯受尘垢，病在骨。

《通天篇》：少帅曰：太阴之人，贪而不仁，下齐湛湛，好内而恶出，心抑而不发，不务于时，动而从之。少阴之人，小贪而贼心，见人有亡，常若有得，好伤好害，见人有荣，乃反愠怒，心嫉而无恩。太阳之人，居处于于，好言大事，无能而虚说，志发于四野，举措不顾是非，为是如常自用，事虽败而无悔。少阳之人，谛谛好自贵，有小小官，则高自宣，好为外交而不内附。阴阳和平之人，居处安静，无为惧惧，无为欣欣，婉然从物，或与不争，与时变化，尊则谦谦，谭而不治，是谓至治。以上别五等之人。

太阴之人，多阴而无阳，其阴血浊，其卫气涩，阴阳不和，缓筋而厚皮，不之疾泻，不能移之。少阴之人，多阴少阳，小胃而大肠，六腑不调，阳明脉小，太阳脉大，必审调之，其血易脱，其气易败也。太阳之人，多阳而少阴，必谨调之，毋脱其阴而泻其阳，阳重脱者阳狂，阴阳皆脱者，暴死不知人也。少阳之人，多阳少阴，经小而络大，血在中而气在外，实阴而虚阳，独泻其络脉则强，气脱而疾，中气不足，病不起也。阴阳和平之人，其阴阳之气和，血脉调，谨诊其阴阳，视其邪正，安容仪，审有余不足，盛则泻之，虚则补之，不盛不虚，以经取之。以上治五态之人。

太阴之人，其状黮黮然黑色，念然下意，临临然长大，腘然未偻。少阴之人，其状清然窃然，固以阴贼，立而躁险，行而似伏。太阳之人，其状轩轩储储，反身折腘。少阳之人，其状立则好仰，行好摇，两臂两肘则常出于背。阴阳和平之人，其状委委然，随随然，颙颙然，愉愉然，暶暶然，豆豆然，众人皆曰君子。以上别五态之人。

《方盛衰论》曰：形弱气虚死；形气有余，脉气不足死；脉气有余，形气不足生。

《玉机真脏论》曰：形气相得，谓之可治；色泽以浮，谓之易已。

夫五脏者，身之强也。头者，精明之府，头倾视深，精神将夺矣。背者，胸中之府，背曲肩随，府将坏矣。腰者，肾之府，转摇不能，肾将惫矣。膝者，筋之府，屈伸不能，行则偻附，筋将惫矣。骨者，髓之府，不能久立，行则振掉，骨将惫矣。得强者生，失强者死。

青色见于太阴、太阳及鱼尾正面，口角如大青蓝叶，怪恶之状者，肝气绝，主死。若如翠羽、柏皮者，只是肝邪，有惊病、风病、目病之属。

红色见于口唇，及三阴、三阳，上下如马肝之色，死血之状者，心气绝，主死。若如橘红马尾色者，只是心病，有怔忡、惊悸、夜卧不宁。

白色见于鼻准及正面，如枯骨及擦残汗粉者，为肺绝，丙丁日死。若如腻粉、梅花、白绵者，只是肺邪咳嗽之病，有孝服之忧。

黄色见于鼻，干燥若土偶之形，为脾气绝，主死。若如桂花杂以黑晕，只是脾病，饮食不快，四肢倦怠，有妻妾之累。

黑色见于耳，或轮郭内外，命门悬璧，若污水烟煤之状，为肾气绝，主死。若如蜘蛛网眼、鸟羽之泽者，只是肾虚火旺之病。

凡望病人，目睛不了了，鼻中呼不出，吸不入，气短促而冷者，阴病也。

目睛了了，鼻中呼吸出入，能往能来，口鼻息长而皆热者，阳病也。

病人及无病人，黑色起入目及口鼻，三日死。

久病人，耳目及颧骨赤者，五日死。

病人目无精光，若土色，不受饮食者，四日死。

病人两目眦有黄色起者，将愈。

病人面目俱黄者，不死。

病人面上及口唇青黑者，俱不可救。

病人及无病人，面如马肝色，望之如青，近之如黑者死。

左颊主肝，右颊主肺，额上主心，鼻主脾，颐主肾。色与脉相克者凶，如脉见西方之涩，而色见南方之赤，是色克脉也；如脉见西方之涩，而色见东方之青，是脉克色也，余脏准此。色与脉相生者吉，如脉见西方之涩，而色见中央之黄，是色生脉也；如色见西方之白，而脉见中央之缓，是脉生色也，余脏准此。然更有别焉，色克脉者其死速；脉克色者其死迟；色生脉者其愈速；脉生色者其愈迟。经曰：能合色脉，可以万全。此之谓也。

卷之三

云间李中梓士材父著

门人孙三锡黄绪父参

侄孙李廷芳蘅伯父订

本草徵要上

本草太多，令人有望洋之苦；药性太少，令人有遗珠之忧。兹以《纲目》为主，删繁去复，独存精要，采集名论，窃附管窥，详加注释。比之《珍珠囊》极其详备，且句字整严，便于诵读，使学者但熟此帙，已无遗用，不必复事他求矣。

草部

人参 味甘，微温，无毒。入肺、脾二经。茯苓为使，恶卤碱，反藜芦，畏五灵脂。去芦用。其色黄中带白，大而肥润者佳。补气安神，除邪益智。疗心腹寒痛，除胸胁逆满。止消渴，破坚积。气壮而胃自开，气和而食自化。

人参得阳和之气，能回元气于垂亡。气足则神安，正旺则邪去。益智者，心气强，则善思而多智也。真气虚者，中寒而痛，胸满而逆，阳春一至，寒转为温，否转为泰矣。气入金家，金为水母，渴借以止也。破积消食者，脾得乾健之运耳。

按：人参状类人形，功魁群草，第亦有不宜用者，世之录其长者，遂忘其短，摘其瑕者，并弃其瑜。或当用而后时，或非宜而妄投，不蒙其利，只见其害，遂使良药见疑于世，粗工互腾其口，良可憾也。

人参能理一切虚证，气虚者固无论矣，血虚者亦不可缺。无阳则阴无以生，血脱者补气，自古记之。所谓肺热还伤肺者，肺脉洪实，火气上逆，血热妄行，气尚未虚，不可骤用。痧疹初发，身虽热而斑点未形；伤寒始作，症未定而邪热方炽，若误投之，鲜克免者。多用则宣通，少用反壅滞。

生地黄 味甘，寒，无毒。入心、肝、脾、肾四经。恶贝母。忌铜、铁、葱、蒜、萝卜、诸血。产怀庆，黑而肥实者佳。凉血补阴，去瘀生新。养筋骨，益气力，理胎产，主劳伤，通二便，消宿食。心病而掌中热痛，脾病而痿蹶贪眠。

熟地黄 性、味、畏、忌俱同生地黄。用砂锅、柳甑，衬以荷叶，将生地黄酒润，用缩砂仁粗末拌蒸，盖覆极密。文武火蒸半日，取起，晒极干。如前又蒸，九次为度。令中心熟透，纯黑乃佳。滋肾水，封填骨髓。利血脉，补益真阴。久病余，胫股酸痛。新产后，脐腹急疼。

地黄合地之坚凝，得土之正色，为补肾要药，益阴上品。禀仲冬之气，故凉血有功，阴血赖养。新者生则瘀者去，血受补则筋受荣，肾得之而骨强力壮矣。胎产劳伤，皆血之愆，血得其养，证因以痊。肾开窍于二阴，况血主濡之，二便所以利也。湿热盛则食不消，地黄去湿热以安脾胃，宿滞乃化。掌中应心主，痿躄乃脾热，奉君主而清其仓廪，两证可瘳矣。熟者稍温，其功更溥。六味丸以之为首，天一所生之本也；四物汤以之为君，乙癸同源之义也。久病阴伤，新产血败，在所亟需。

按：生地黄，性寒而润，胃虚食少，脾虚泻多，均在禁例。熟者性滞，若痰多气郁之人，能窒碍胸膈，当斟酌用之。姜、酒拌炒，生者不妨胃，熟者不泥膈。

天门冬味甘，寒，无毒。入肺、肾二经。地黄、贝母为使，忌鲤鱼。去心用。定喘定嗽，肺痿肺痈，是润燥之力也；益精益髓，消血消痰，非补阴之力欤！善杀三虫，能通二便。

甘寒养阴，肺肾虚热之要药也。热则生风，热清而风自去；湿乃湿热，热化而湿亦除。肾为作强之官而主骨，湿热下流，使人骨痿，善去湿热，故骨强也。虚而内热，三虫生焉；补虚去热，三虫杀矣。肺喜清肃，火不乘金，故曰保也。咳嗽痈痿，血痰燥渴，保肺之后，莫不疗之。伏热在中，饮食不为肌肤，邪热清而肌肤得其养矣。肺金不燥，消渴自止，气化及于州都，小便自利。

按：天门冬性寒而滑，若脾虚而泄泻、恶食者，大非所宜，即有前证，亦勿轻投。

麦门冬味甘，微寒，无毒。入心、肺二经。地黄、车前为使，恶款冬花。忌鲫鱼。肥白者佳，去心用。退肺中伏火，止渴益精；清心气惊烦，定血疗咳。

麦门冬禀秋令之微寒，得西方之正色，故清肺多功。心火焦烦，正如盛暑，秋风一至，炎蒸若失矣。心主血，心既清宁，妄行者息。脾受湿热，则肌肉肿而肠胃满，热去即湿除，肿满者自愈。金不燥则不渴，金水生则益精。

按：麦门冬与天门冬，功用相当，寒性稍减，虚寒泄泻，仍宜忌之。

白术味苦、甘，温，无毒。入脾、胃二经。防风为使。忌桃、李、青鱼。产于潜者佳。米泔水浸半日，土蒸，切片，蜜水拌匀，炒令褐色。健脾进食，消谷补中。化胃经痰水，理心下急满，利腰脐血结，祛周身湿痹。君枳实以消痞，佐黄芩以安胎。

白术甘温，得土之冲气，补脾胃之神圣也。脾胃健于转输，新谷善进，宿谷善消。土旺自能胜湿，痰水易化，急满易解。腰脐间血，周身之痹，皆湿停为害，湿去则安矣。消痞者，强脾胃之力；安胎者，化湿热之功。

按：《白术赞》云：味重金浆，芳逾玉液，百邪外御，六腑内充。察草木之胜速益于己者，并不及术之多功也。但阴虚燥渴，便闭滞下，肝肾有筑筑动气者勿服。

苍术　味苦、辛，温，无毒。入脾经。畏恶同白术。产茅山者佳。泔浸，蒸，晒。燥湿消痰，发汗解郁。除山岚瘴气，弭灾沴恶疾。

苍术为湿家要剂。痰与气俱化，辛温快气，汗与郁并解。芳气辟邪，得天地之正气者欤。

按：苍术与白术，功用相似，补中逊之，燥性过之，无湿者便不敢用，况于燥证乎？

甘草　味甘，平，无毒。入脾经。白术为使。反大戟、芫花、甘遂、海藻，恶远志。忌猪肉，令人阳痿。补脾以和中，润肺而疗痿，止泻退热，坚筋长肌，解一切毒，和一切药。梢止茎中作痛，节医肿毒诸疮。

外赤内黄，备坤离之色；味甘气平，资戊己之功。调和群品，有元老之称；普治百邪，得王道之用。益阴除热，有神金官，故咳嗽、咽痛、肺痿均治也。专滋脾土，故泻痢、虚热、肌肉均赖也。诸毒遇土则化，甘草为九土之精，故百毒化。热药用之缓其热，寒药用之缓其寒。理中汤用之，恐其僭上；承气汤用之，恐其速下。

按：甘能作胀，故中满者忌之。呕家忌甘，酒家亦忌甘。

黄芪 味甘，微温，无毒。入肺、脾二经。茯苓为使，恶龟甲、白鲜皮。嫩绿色者佳。蜜炙透。补肺气而实皮毛，敛汗托疮，解渴定喘；益胃气而去肤热，止泻生肌，补虚治痨。风癞急需，痘疡莫缺。

种种功勋，皆是补脾实肺之力。能理风癞者，经谓：邪之所凑，其气必虚。气充于外，邪无所容耳。

按：黄芪实表，有表邪者勿用；助气，气实者勿用。多怒则肝气不和，亦禁用也。

远志 味苦、辛，温，无毒。入心、肾二经。畏珍珠、藜芦。杀附子毒。冷甘草汤浸透，去木，焙干。定心气，止惊益智，补肾气，强志益精。治皮肤中热，令耳目聪明。

心君镇定，则震撼无忧，灵机善运，故止惊益智。水腑充盈，则坚强称职，闭蛰封藏，故强志益精。水旺而皮热可除，心安而耳目自利。

按：远志，水火并补，殆交坎离而成既济者耶。本功外善疗痈毒，敷服皆奇；苦以泄之，辛以散之之力也。

菖蒲味辛，温，无毒。入心、脾二经。秦艽为使。恶麻黄。忌饴糖、羊肉。勿犯铁器，令人吐逆。石生，细而节密者佳。去毛，微炒。宣五脏，耳聪目明；通九窍，心开智长。风寒湿痹宜求，咳逆上气莫缺。止小便利，理脓窠疮。

菖蒲禀孟夏之气，合从革之辛，芳香利窍，辛温达气，心脾之良药也。故善宣通，能除湿痹。

按：菖蒲香燥，阴血不足者，禁之。惟佐地黄、门冬之属，资其宣导，臻于太和。雷公曰：菖夏、菖其，二件相似，但气味腥秽，形如竹根。

葳蕤味甘，平，无毒。入肺、脾、肝、肾四经。畏卤碱。蜜水拌蒸。润肺而止嗽痰，补脾而去湿热，养肝而理眦伤泪出，益肾而除腰痛茎寒。

葳蕤滋益阴精，与地黄同功，增长阳气，与人参同力。润而不滑，和而不偏，譬诸盛德之人，无往不利。

薯蓣一名山药。味甘，平，无毒。入心、脾、肾三经。蒸透用。益气长肌，安神退热。补脾除泻痢，补肾止遗精。

山药得土之冲气，禀春之和气，故主用如上。比之金玉君子，但性缓，非多用不效。

按：山药与面同食，不能益人。

薏苡仁 味甘，微寒，无毒。入肺、脾二经。淘净，晒炒。祛风湿，理脚气拘挛；保燥金，治痿痹咳嗽。泻痢不能缺也，水胀其可废乎？

薏仁得地之燥，禀秋之凉，故能燥脾湿，善祛肺热。

按：大便燥结，因寒转筋，及妊娠者并禁之。

木香 味辛，温，无毒。入肺、脾、肝三经。生用理气，煨熟止泻。平肝降气，郁可开而胎可安；健胃宽中，食可消而痢可止。何患乎鬼邪蛊毒，无忧于冷气心疼。

气味纯阳，故辟邪止痛。吐泻停食，脾疾也，土喜温燥，得之即效；气郁气逆，肝疾也，木喜疏通，得之即平。胎前须顺气，故能安胎。

按：木香香燥而偏于阳，肺虚有热，血枯而燥者，慎勿犯之。

石斛 味甘，平，无毒。入胃、肾二经。恶巴豆。畏僵蚕。

酒浸，酥拌蒸。**清胃生肌，逐皮肤虚热；强肾益精，疗脚膝痹弱。厚肠止泻，安神定惊。**

入胃清湿热，故理痹证泄泻；入肾强阴，故理精衰骨痛。其安神定惊，兼入心也。

按：石斛宜于汤液，不宜入丸，形长而细且坚，味甘不苦为真。误用木斛，味大苦，饵之损人。

牛膝味苦、酸，平，无毒。入肝、肾二经。恶龟甲。忌牛肉。酒蒸。**壮筋骨，利腰膝，除寒湿，解拘挛。益精强阴，通经堕胎。理膀胱气化迟难，引诸药下行甚捷。**

肝为血海而主筋，血海得补则经通，而挛急者解矣。骨者，肾所司也；腰者，肾之府也；精者，肾所藏也；小便者，肾所主也。补肾则众疾咸安。堕胎者，以其破血下行耳。

按：牛膝主用，多在肾肝下部，上焦药中勿入。气虚下陷，血崩不止者戒用。

芎劳味辛，温，无毒。入肝经。白芷为使，畏黄连。**主头痛面风，泪出多涕。寒痹筋挛，去瘀生新。调经种子，长肉排脓。**小者名**抚芎**，止利且开郁。

辛甘发散为阳，故多功于头面。血和则去旧生
新，经调而挛痹自解。长肉排脓者，以其为血中气
药也。抚芎之止利开郁，亦上升辛散之力。

按：芎藭性阳味辛，凡虚火上炎，呕吐咳逆者，
忌之。《衍义》云：久服令人暴亡。为其辛喜归肺，
肺气偏胜，金来贼木，肝必受侮，久则偏绝耳。

当归 味甘、辛，温，无毒。入心、肝、脾三经。畏菖蒲、
海藻、生姜。酒洗，去芦。去瘀生新，舒筋润肠。温中止
心腹之痛，养营疗肢节之疼。外科排脓止痛，女科
沥血崩中。

心主血，脾统血，肝藏血，归为血药，故入三
经而主治如上。《本经》首言主咳逆上气，辛散之
勋也。头止血，尾破血，身补血，全和血，能引诸
血各归其所当归之经，故名当归。气血昏乱，服之
即定。

按：当归善滑肠，泄泻者禁用。入吐血剂中，
须醋炒之。

白芍药 味苦、酸，微寒，无毒。入肺、脾、肝三经。恶石
斛、芒硝。畏鳖甲、小蓟，反藜芦。煨熟，酒焙。**敛肺而主胀**

逆喘咳，腠理不固；安脾而主中满腹痛，泻痢不和；制肝而主血热目疾，胁下作疼。赤者专行恶血，兼利小肠。

收敛下降，适合秋金，故气宁而汗止。专入脾经血分，能泻肝家火邪，故功能颇多。一言以蔽之，敛气凉血而已矣。

按：芍药之性，未若芩、连之苦寒，而寇氏云：减芍药以避中寒。丹溪云：产后勿用芍药，恐酸寒伐生生之气。嗟乎！药之寒者，行杀伐之气，违生长之机，虽微寒如芍药，古人犹谆谆告诫，况大苦大寒之药，其可肆用而莫之忌耶？

五味子 味甘、酸，核中苦、辛、咸，温，无毒。入肺、肾二经。苁蓉为使。恶葳蕤。嗽药生用，补药微焙。辽东肥润者佳。滋肾经不足之水，强阴涩精，除热解渴；收肺气耗散之金，疗咳定喘，敛汗固肠。

洁古云：夏服五味，使人精神顿加，两足筋力涌出。东垣云：收瞳神散大，火热必用之药。丹溪云：收肺保肾，乃火嗽必用之药。五味功用虽多，收肺保肾四字，足以尽之。

按：五味乃要药，人多不敢用者，寇氏"虚热"之说误之耳。惟风邪在表，痧疹初发，一切停饮，肺家有实热者，皆当禁之。

丹参 味苦，微寒，无毒。入心经。畏碱水，反藜芦。安神散结，益气养阴。去瘀血，生新血；安生胎，落死胎。胎前产后，带下崩中。

色合丙丁，独入心家，专主血证。古称丹参一味，与四物同功，嘉其补阴之绩也。

按：丹参虽能补血，长于行血，妊娠无故勿服。

沙参 味苦，微寒，无毒。入肺经。恶防己，反藜芦。主寒热咳嗽，胸痹头痛。定心内惊烦，退皮间邪热。

气轻力薄，非肩弘任大之品也。人参甘温体重，专益肺气，补阳而生阴；沙参甘寒体轻，专清肺热，补阴而制阳。

按：沙参性寒，脏腑无实热及寒客肺经而嗽者，勿服。

玄参 味苦、咸，微寒，无毒。入肾经。恶黄芪、干姜、大枣、山茱萸，反藜芦，忌铜器。蒸过，晒干。黑润者佳。补肾益精，退热明目，伤寒瘢毒，痨证骨蒸。解烦渴，利咽喉。外科瘰疬痈疽，女科产乳余疾。

色黑味咸，肾家要药。凡益精明目，退热除蒸，皆壮水之效也。至如咽痛烦渴，瘕毒疬疮，皆肺病也。正为水虚火亢，金受贼邪，第与壮水，阳焰无光已。产乳余疾，亦属阴伤，故应并主。

按：玄参滑寒，脾虚泄泻者禁之。

苦参味苦，寒，无毒。入肾经。玄参为使。恶贝母、菟丝、漏芦，反藜芦。泔浸一宿，蒸过，曝干。除热祛湿，利水固齿。痈肿疮疡，肠澼下血。

味苦性寒，纯阴之品，故理湿热有功。疮毒肠澼，皆湿蒸热瘀之愆，宜其咸主。齿乃骨之余，清肾者自固耳。

按：苦参大苦大寒，不惟损胃，兼且寒精，向非大热，恶敢轻投。

知母味苦，寒，无毒。入肺、肾二经。忌铁器。肥白者佳。去毛，盐酒炒透。清肺热而消痰损咳，泻肾火而利水滑肠。肢体肿浮为上剂，伤寒烦热号神良。

泻肾家有余之火，是其本功，至夫清金治肿诸效，良由相火不炎，自当驯致也。

按：知母阴寒，不宜多服，近世理痨，尊为上品，往往致泄泻而毙。故肾虚阳痿，脾虚溏泄，不思食，不化食者，皆不可用。

贝母 味辛、苦，微寒，无毒。入心、肺二经。厚朴为使，畏秦艽，反乌头。去心，糯米拌炒，米熟为度。消痰润肺，涤热清心。喘咳红痰要矣，胸中郁结神哉！

辛宜归肺，苦宜归心，大抵心清气降，肺赖以宁，且润而化痰，故多功于西方也。

按：汪机曰：俗以半夏燥而有毒，代以贝母，不知贝母治肺金燥痰，半夏治脾土湿痰，何可代也？脾为湿土，故喜燥；肺为燥金，故喜润。若痰在脾经，误用贝母之润，投以所恶，可翘首待毙。故寒痰、湿痰、风痰、食积痰、肾虚水泛为痰，均非贝母所司也。

紫菀 味苦、辛，温，无毒。款冬花为使。恶远志。畏茵陈。洗净，蜜水炒。主痰喘上气，尸疰痿伤，咳吐脓血，通利小肠。

苦能下达，辛可益金，故吐血保肺，收为上品。虽入至高，善于下趋，使气化及于州都，小便自利，人所不知。

按：紫菀辛温，暂用之品，阴虚肺热者，不宜专用多用，须地黄、门冬共之。

百合味甘，微寒，无毒。入心、肺二经。花白者入药。保肺止咳，驱邪定惊，止涕泪多，利大小便。

君主镇定，邪不能侵；相傅清肃，咳嗽可疗。涕泪，肺肝热也；二便不通，肾经热也。清火之后，复何患乎？仲景云：行、住、坐、卧不定，如有神灵，谓之百合病，以百合治之，是亦清心安神之效欤！

按：百合润肺通二便，中寒下陷者忌之。

天花粉味苦、寒，无毒。入心、肺二经。枸杞为使，恶干姜，畏牛膝、干漆，反乌头。止渴退烦热，消痰通月经，排脓散肿，利膈清心。实名栝楼，主疗结胸；**其子**润肺，主化燥痰。

消痰解热，是其职专。通经者，非若桃仁、姜黄之直行血分，热清则血不瘀耳。旧称补虚，亦以热退为补，不可不察。

按：天花粉禀清寒之气，脾胃虚寒及泄泻者

忌用。

续断味苦、辛，微温，无毒。入肝经。地黄为使。恶雷丸。酒浸，焙。补劳伤，续筋骨。破瘀结，利关节。缩小便，止遗泄。痈毒宜收，胎产莫缺。

补而不滞，行而不泄，故外科、女科取用宏多也。

按：雷公云：草茆根似续断，误服令人筋软。

秦艽味苦、辛，平，无毒。入肝、胃二经。菖蒲为使，畏牛乳。左纹者良。祛风活络，养血舒筋。骨蒸黄疸，利水通淋。

秦艽长于养血，故能退热舒筋。治风先治血，血行风自灭，故疗风无问久新。入胃祛湿热，故小便利而黄疸愈也。

按：下部虚寒，及小便不禁、大便滑者，忌用。

木通味辛、甘、淡，平，无毒。入心、小肠二经。色白而梗细者佳。治五淋，宣九窍，杀三虫，利关节，通血脉，开关格。行经下乳，催生堕胎。**通草**味淡，专利小便，下乳催生。

功用虽多，不出宣通气血四字。东垣云：甘淡能助西方秋气下降，专泄气滞。肺受热邪，气化之源绝，则寒水断流，宜此治之。君火为邪，宜用木通；相火为邪，宜用泽泻。利水虽同，用各有别。

按：木通性通利，精滑气弱。内无湿热、妊娠者均忌。

泽泻 味甘、咸，微寒，无毒。入肾、膀胱二经。畏文蛤。去皮，酒浸，焙。主水道不通，淋漓肿胀，能止泄精，善去胞垢。

种种功能，皆由利水，何以又止泄精乎？此指湿火为殃，不为虚滑者言也。李时珍曰：八味丸用泽泻者，古人用补，必兼泻邪，邪去则补剂得力。专一于补，必致偏胜之害也。

按：泽泻善泻，古称补虚者，误矣。扁鹊谓其害眼者，确也。病人无湿，肾虚精滑，目虚不明，切勿轻与。

车前子 味甘，寒，无毒。入肝、肾、小肠三经。酒拌，蒸，曝。利水止泻，解热催生，益精明目，开窍通淋。用其根叶，行血多灵。

利水之品，乃云益精，何也？男女阴中各有二窍，一窍通精，乃命门真阳之火；一窍通水，乃膀胱湿热之水。二窍不并开，水窍开则湿热外泄，相火常宁；精窍常闭，久久精足，精足则目明。《明医杂录》云：服固精药久，服此行房即有子。

按：阳气下陷，肾气虚脱，勿入车前。

萹蓄 味苦，平，无毒。入膀胱经。利水治癃淋，杀虫理疮疥。

治癃及疮，皆去湿热也。

按：萹蓄直遂，不能益人，不宜恒用。

灯心 味淡，平，无毒。入心、小肠二经。清心必用，利水偏宜。烧灰吹喉痹，涂乳治夜啼。

粳粉浆之，晒干为末，入水淘之，浮者是灯心。

按：中寒、小便不禁者忌之。

萆薢 味苦，平，无毒。入胃、肝二经。薏苡为使。畏葵根、大黄、柴胡、前胡。主风寒湿痹，腰膝作疼，既可去膀胱宿水，又能止失溺便频。

主用皆祛风湿，补下元。杨子建曰：小便频，茎内痛，必大腑热闭，水液只就小肠，大腑愈加燥竭。因强忍房事，有瘀腐壅于小肠，故痛。此与淋证不同，宜盐炒草薢一两煎服，以葱汤洗谷道，即愈。肾受土邪则水衰，肝挟相火，来复母仇，得草薢渗湿，则土安其位，水不受侮矣。

按：草薢本除风湿，如阴虚火炽，溺有余沥，及无湿而肾虚腰痛皆禁。

菝葜、土茯苓，与草薢形虽不同，主治相仿。总之，除湿祛风，分清去浊，恶疮化毒，又能补下焦。忌茗、醋。

白鲜味苦，寒，无毒。入脾经。恶桔梗、茯苓、草薢。主筋挛死肌，化湿热毒疮。

地之湿气，感则害人皮肉筋脉。白鲜皮善除湿热，故疗肌死、筋挛、疮毒。

按：下部虚寒之人，虽有湿证，弗敢饵也。

金银花味甘，平，无毒。入脾经。解热消痈，止痢宽膨。

禀春气以生，性极中和，故无禁忌。今人但入疮科，忘其治痢与胀，何金银花之蹇于遇乎？

甘菊花味甘，微寒，无毒。入肺、肾二经。枸杞、桑白皮为使。去蒂。主胸中热，去头面风，死肌湿痹，目泪头痛。

独禀金精，善制风木。高巅之上，惟风可到，故主用多在上部。目者，肝之窍也；泪者，肝之热也。宜其瘳矣。

升麻味甘、苦，平，无毒。入肺、胃、脾、大肠四经。青色者佳。忌火。解百毒，杀精鬼，辟疫瘴，止喉疼、头痛、齿痛、口疮、瘢疹。散阳明风邪，升胃中清气。

禀极清之气，升于九天，得阳气之全者也，故杀鬼辟邪。头、喉、口、齿皆在高巅之上；风邪、瘢疹，皆在清阳之分，总获其升清之益。凡气虚下陷，如泻痢、崩、淋、脱肛、遗浊，须其升提。虚人之气，升少降多。《内经》曰：阴精所奉其人寿，阳精所降其人夭。东垣取入补中汤，独窥其微矣。

按：升麻属阳性升，凡吐血、鼻衄、咳嗽多痰、阴虚火动、气逆、呕吐、怔忡、癫狂，切勿误投。

柴胡味苦，微寒，无毒。入肝、胆二经。恶皂荚，畏藜芦，忌见火。主伤寒，疟疾，寒热往来，呕吐胁痛，口苦耳聋，痰实结胸，饮食积聚，心中烦热，热入血室，目赤头痛，湿痹水胀，肝痨骨蒸，五疳羸热。

禀初春微寒之气，春气生而升，为少阳胆经表药。胆为清净之府，其经在半表半里，不可汗，不可吐，不可下，法当和解，小柴胡汤是也。邪结则有烦热、积聚等证，邪散则自解矣。肝为春令，至于升阳，故阳气下陷者不可缺。主治多端，不越乎肝胆之咎。去水胀、湿痹者，风能胜湿也。治痨与疳证，乃**银州柴胡**，别为一种。

按：柴胡，少阳经半表半里之药。病在太阳者，服之太早，则引贼入门；病在阴经者，复用柴胡，则重伤其表。世俗不知柴胡之用，每遇伤寒，传经未明，以柴胡汤为不汗、不吐、不下，可以藏拙，辄混用之，杀命不可胜数矣。痨证惟在肝经者，用之。若气虚者，不过些小助参、芪，非用柴胡退热也。若遇痨证，便用柴胡，不死安待？惟此一味，贻祸极多，故特表而详言之。

前胡味苦，微寒，无毒。入肺、脾、胃、大肠四经。半夏为使。恶皂荚，畏藜芦。散结而消痰定喘，下气以消食安胎。

时珍曰：前胡主降，与柴胡上升者不同，气降则痰亦降矣。安胎、化食，无非下气之力耳。前胡去风痰，与半夏治湿痰、贝母治燥痰者各别也。

按：前胡治气实风痰，凡阴虚火动之痰，及不因外感而有痰者，法当禁之。

独活味苦、甘，平，无毒。入小肠、膀胱、肝、肾四经。风寒湿痹，筋骨挛疼，头旋掉眩，头项难伸。

本入手、足太阳，表里引经，又入足少阴、厥阴，小无不入，大无不通，故既散八风之邪，兼利百节之痛。时珍曰：独活、羌活，乃一类二种。中国者为独活，色黄气细，可理伏风；西羌者为**羌活**，色紫气雄，可理游风。

按：独活、羌活，皆主风疾，若血虚之头痛，及遍身肢节痛，误用风药，反致增剧。

细辛味辛，温，无毒。入心、小肠二经。恶黄芪、山茱萸，畏滑石，反藜芦。风寒湿痹，头痛鼻塞，下气破痰，头面游风，百节拘挛，齿痛目泪。

味辛，性温，禀升阳之气而为风剂，辛香开窍，故主疗如上。单服末至一钱，令人闷绝，辛药不可多用也。

按：细辛燥烈，凡血虚内热，因成头痛、咳嗽者，痛戒之。

茺蔚子味辛，微寒，无毒。入肝经。忌铁。明目益精，行血除水。叶名**益母**，功用相当。

补而能行，辛而能润，为胎产要药。

按：子与叶皆善行走，凡崩漏及瞳神散大者，禁用。

防风味甘，辛、温，无毒。入肺、小肠、膀胱三经。畏草薢，恶干姜、芫花，杀附子毒。色白而润者佳。大风恶风，风邪周痹，头面游风，眼赤多泪。

能防御外风，故名防风，乃风药中润剂也。卑贱之卒，随所引而至，疮科多用之，为其风湿交攻耳。

按：防风泻肺实，肺虚有汗者勿犯。

荆芥味辛、温，无毒。入肝经。反驴肉、无鳞鱼、河豚、蟹、黄鳝鱼。主瘰疬结聚，瘀血湿痹。散风热，清头目，利咽喉，消疮毒。

长于治风，又兼治血，何也？为其入风木之脏，即是血海，故并主之。今人但遇风证，概用荆防，此流气散之相沿耳；不知风在皮里膜外者宜之，非若防风入人骨肉也。

紫苏 味辛、温，无毒。入肺经。温中达表，解散风寒。**苏梗**能下气安胎，**苏子**可消痰定喘。

俗喜其芳香，旦暮资食，不知泄真元之气。古称芳草致豪贵之疾，紫苏有焉。

按：气虚表虚者禁用叶，肠滑气虚者禁用子，慎之！

薄荷 味辛、温，无毒。入肺经。产苏州者良。去风热，通关节，清头目，定霍乱，消食下气。猫咬蛇伤，伤寒舌苔，和蜜擦之。

发汗解表，故去风清热，利于头面。辛香开气，胀满、霍乱、食滞者，并主之。

按：薄荷辛香伐气，多服损肺伤心。

干葛 味甘，平，无毒。入胃经。主消渴大热，呕吐头痛。生用能堕胎，蒸熟化酒毒。止血痢，散郁火。

迹其治验，皆在阳明一经。止痢者，升举之功；散郁者，火郁则发之之义也。仲景治太阳、阳明合病，桂枝加麻黄、葛根；又有葛根芩连解肌汤，用以断太阳入阳明之路，非即太阳药也。头痛乃阳明中风，宜葛根葱白汤。若太阳初病，未入阳明而头痛者，不可便服以发之，是引贼入家也。东垣曰：葛根鼓舞胃气上行，治虚泻之圣药。风药多燥，葛根独止渴者，以其升胃家下陷，上输肺金以生水耳。

按：上盛下虚之人，虽有脾胃病，亦不宜服。

麻黄 味苦、温，无毒。入心、肺、膀胱、大肠四经。厚朴为使，恶辛夷、石韦。去根节，水煮去沫。专司冬令寒邪，头疼、身热、脊强。去营中寒气，泻卫中风热。

轻可去实，为发散第一药，惟在冬月，在表真有寒邪者，宜之。或非冬月，或无寒邪，或寒邪在里，或伤风等证，虽发热恶寒，不头痛身疼而拘急，六脉不浮紧者，皆不可用。虽可汗之证，亦不宜多服。汗为心液，若不可汗而汗，与可汗而过汗，则心血为之动矣。或亡阳，或血溢而成大患，可不慎哉。麻黄乃太阳经药，兼入肺经，肺主皮毛；葛根乃阳明经药，兼入脾经。脾主肌肉，发散虽同，所入迥异。

白芷 味辛，温，无毒。入肺、胃、大肠三经。当归为使。恶旋覆花。微焙。头风目泪，齿痛眉疼，肌肤瘙痒，呕吐不宁。女人赤白带下，疮家止痛排脓。

色白味辛，行手阳明庚金；性温气厚，行足阳明戊土；芳香上达，入手太阴辛金。肺者，庚之弟，戊之子也，故主治不离三经。

按：白芷燥，能耗血，散能损气，有虚火者，勿用。痈疽已溃，宜渐减去。

藁本 味辛，温，无毒。入膀胱经。恶茴茹。风家巅顶作痛，女人阴肿疝疼。

辛温纯阳，独入太阳，理风寒、疝瘕、阴痛，皆太阳经寒湿为邪也。

按：头痛挟内热者，及伤寒发于春夏，阳证头痛，不宜进也。

天麻 味辛，平，无毒。入肝经。酒浸，煨熟，焙干。风虚眩晕，麻痹不仁，语言謇涩，腰膝软疼。杀精魅蛊毒，理惊气风痫。

肝为风木之脏，藏血主筋，独入肝经，故主治如上。

按：天麻虽不甚燥，毕竟风剂助火，若血虚无风者，不可妄投。

香薷味辛，微温，无毒。入肺、胃二经。忌见火。主霍乱水肿，理暑气腹疼。

治乘凉饮冷，阳气为阴邪所遏，以致头疼发热，烦躁口渴，吐泻霍乱；宜用之以发越阳气，散水和脾则愈。若劳役受热，反用香薷，是重虚其表，而又济之以温，则大误矣。

按：香薷乃夏月解表之剂，无表邪者戒之。

黄连味苦，寒，无毒。入心经。龙骨、连翘为使，恶菊花、玄参、芫花、白鲜皮、白僵蚕。畏款冬、牛膝。解巴豆、附子毒，忌猪肉。姜汁炒。泻心除痞满，明目理疮疡。痢疾腹痛，心痛惊烦，杀虫安蛔，利水厚肠。

禀天地清寒之气，直泻丙丁。痞满、目疾、疮疡、惊痛，南方亢上之象。泄痢、蛔虫，湿热之愆。苦以燥之，寒以清之，固宜瘥也。韩悉曰：黄连与官桂同行，能使心肾交于顷刻。时珍曰：香连丸用黄连、木香，水火散用黄连、干姜，左金丸用黄连、吴茱萸，姜黄散用黄连、生姜，口疮方用黄连、细辛，皆一冷一热，寒因热用，热因寒用，阴阳相济，最得制方之妙。

按：《素问》曰：五味入胃，各归所喜攻。久而增气，物化之常，气增而久，夭之由也。王冰注云：增味益气，如久服黄连反热，从火化也。盖大苦大寒，行隆冬肃杀之令，譬如皋陶明刑执法，是其职也。稷、契、夔、龙之事，非其任矣。故第可荡邪涤热，焉能济弱扶虚。如脾虚血少，以致惊烦，痘疮，气虚作泻，行浆后泄泻，肾虚人五更泄泻，阴虚烦热，脾虚发泻，法咸禁之。

胡黄连 味苦，寒，无毒。入肝、胆二经。恶菊花、玄参。忌猪肉。折之尘出如烟者真。主虚家骨蒸久痢，医小儿疳积、惊痫。

清肝胆之热，与黄连略似，但产于胡地者也。

按：胡黄连大苦大寒，脾虚血弱之人，虽见如上诸证，亦勿轻投，必不得已，须与补剂同施。

黄芩 味苦，性寒，无毒。入肺、大肠二经。山茱萸、龙骨为使。畏丹砂、牡丹、藜芦。酒浸，蒸熟，曝之。中枯而大者，清肺部而止嗽化痰，并理目赤疔痈；坚实而细者，泻大肠而除湿治痢，兼可安胎利水。

苦能燥湿，苦能泄热，苦能下气，故治疗如上。

轻飘者上行，坚重者下降，不可不别也。杨仁斋谓：柴胡退热不及黄芩，不知柴胡苦以发之，散火之标；黄芩寒以胜热，折火之本。

按：苦寒伤胃，证挟虚寒者均宜戒之，女人虚胎，亦不宜与。

龙胆草 味苦、涩，大寒，无毒。入肝、胆二经。恶地黄。酒浸，炒。主肝胆热邪，清下焦湿火，肠中小虫痛肿，婴儿客忤惊痫。

禀纯阴之气，但以荡涤肝胆之热为职。

按：龙胆大苦大寒，譬之严冬，黯淡惨肃，冰凌盈谷，万卉凋残，人身之中，讵可令此气常行乎？先哲谓苦寒伐标，宜暂不宜久，如圣世不废刑罚，所以佐德意之穷，苟非气壮实热之证，率尔轻投，其败也必矣。

何首乌 味苦、涩，微温，无毒。入肝、肾二经。茯苓为使，忌诸血、无鳞鱼、萝卜、葱、蒜、铁器。选大者，赤白合用。泔浸，黑豆拌，九蒸九晒。补真阴而理虚痨，益精髓而能续嗣。强筋壮骨，黑发悦颜。消诸种痈疮，疗阴伤久疟，治崩中带下，调产后胎前。

昔有老叟何姓者，见有藤夜交，掘而服之，须发尽黑，故名何首乌。后因阳事大举，屡生男子，改名能嗣。由是则滋阴种嗣，信不诬矣。补阴而不滞不寒，强阳而不燥不热，禀中和之性，而得天地之纯气者欤！

按：何首乌与白萝卜同食，能令须发早白，犯铁器损人，谨之！

桔梗味苦、辛，平，无毒。入肺经。畏白及、龙胆草。泔浸，去芦，微焙。清肺热以除痹痿，通鼻塞而理咽喉。排脓行血，下气消痰。定痢疾腹痛，止胸胁烦疼。

桔梗为舟楫之剂，引诸药上至高之分以成功，肺经要药也。风证、郁证、肺证，皆不可缺。

按：桔梗功著于华盖之脏，攻补下焦药中，不可入也。

藿香味辛，微温，无毒。入脾、肺二经。温中开胃，行气止呕。

禀清和芳烈之气，为脾、肺达气要药。

按：《楞严经》谓之兜娄婆香，取其芳香，今市中售者不甚芳香，或非真种。若阴虚火旺，胃热作呕，法当戒用。

香附味苦，微温，无毒。入肺、肝二经。童便浸、晒、焙。开郁化气，发表消痰；腹痛胸热，胎产神良。

禀天地温燥之气，入人身金木之宫，血中之气药也。

按：韩飞霞称：香附于气分为君药，统领诸药，随用得宜，乃气病之总司，女科之主帅也。性燥而苦，独用久用，反能耗血，如上所述之功，皆取其治标，非治本也。惧燥，蜜水炒。惧散，醋炒之。

白豆蔻味辛，温，无毒。入肺、胃二经。去衣，微焙。温中除吐逆，开胃消饮食。疟证宜投，目翳莫缺。

感秋燥之令，得乎地之火金。味辛气温，为宽胸去滞之需。翳膜遮睛，亦滞气也。

按：豆蔻辛温，火升作呕，因热腹痛者禁之。

草豆蔻味辛，温，无毒。入肺、脾、胃三经。去膜，微炒。散寒，止心腹之痛；下气，驱逆满之疴。开胃而理霍乱吐泻，攻坚而破噎膈癥瘕。

辛能破滞，香能达脾，温能散寒。

按：草豆蔻辛燥，犯血忌，阴不足者远之。

草果 味辛，温，入胃经。破瘴疠之疟，消痰食之愆。气猛而浊，如仲由未见孔子时气象。

按：疟不由于岚瘴，气不实，邪不盛者，并忌。

肉豆蔻 味辛，温。入胃、大肠二经。面裹，煨透，去油。忌铁。温中消食，止泻止痢，心疼腹痛，辟鬼杀虫。

丹溪云：属金与土。《日华》称其下气，以脾得补而善运，气自下也，非若陈皮、香附之泄耳。

按：肉果性温，病人有火，泻痢初起，皆不宜服。

缩砂仁 味辛，性温，无毒。入肺、脾、胃、大小肠、肾六经。炒，去衣。下气而止咳嗽奔豚，化食而理心疼呕吐。霍乱与泻痢均资，鬼疰与安胎并效。

芳香归脾，辛能润肾，开脾胃之要药，和中气之正品。若肾虚不归元，非此向导不济。鬼畏芳香，胎喜疏利，故咸主之。

按：砂仁性燥，血虚火炎者，不可过用。胎妇食之太多，耗气必致产难。

延胡索 味辛，温，无毒。入肺、肝二经。酒炒。破血下气，止腹痛心疼；调经利产，主血晕崩淋。

行血中气滞，气中血滞，理通身诸痛，疗疝舒筋，乃活血化气之神药也。

按：延胡索走而不守，惟有瘀滞者宜之。若经事先期，虚而崩漏，产后血虚而晕，万不可服。

姜黄味苦、辛，温，无毒。入肝、脾二经。破血下气，散肿消痈。

辛散苦泄，故专功于破血、下气其旁及者耳，别有一种**片姜黄**，止臂痛有效。

按：血虚者服之，病反增剧。

郁金味辛、苦，寒，无毒。入肺、肝、胃三经。血积气壅，真称仙剂；生肌定痛，的是神丹。

能开肺金之郁，故名郁金。物罕值高，肆中多伪，折之光明脆彻，必苦中带甘味者乃真。

按：郁金本入血分之气药，其治吐血者，为血之上行，皆属火炎，此能降气，气降即火降，而性又入血，故能导血归经。如真阴虚极，火亢吐血，不关肝肺气逆，不宜用也，用亦无功。

蓬莪术味甘、辛，温，无毒。酒炒。积聚作痛，中恶鬼疰。妇人血气，丈夫奔豚。

气不调和，脏腑壅滞，阴阳乖隔，鬼疰凭之。蓬莪术利气达窍，则邪无所容矣。

按：蓬莪术诚为磨积之药，但虚人得之，积不去而真已竭，重可虞也。或与健脾补元之药同用，乃无损耳。

京三棱味苦，平，无毒。入肝经。醋炒。下血积有神，化坚癖为水。

昔有患癖死者，遗言开腹取视，得病块，坚如石，纹理五色，人谓异物，窃作刀柄，后以刀刈三棱，柄消成水，故治癖多用焉。

按：洁古谓三棱泻真气，虚者勿用。东垣五积诸方，皆有人参赞助，如专用克削，脾胃愈虚，不能运行，积安得去乎？

款冬花味辛，性温，无毒。入肺经。杏仁为使。恶玄参，畏贝母、辛夷、麻黄、黄芩、黄芪、连翘、甘草。蜜水炒。化痰则喘嗽无忧，清肺则痈痿有赖。

雪积冰坚，款花偏艳，想见其纯阳之禀，故其主用，皆辛温开豁也。却不助火，可以久任。

茅根味甘，寒，无毒。入肺经。凉金定喘，治吐衄并血瘀；利水通淋，祛黄疸及痈肿。**茅针溃痈，茅花止血。**

甘寒可除内热，性又入血消瘀，且下达州都，引热下降，故吐血、衄血者急需之。针能溃痈，每食一针即有一孔，二针二孔，大奇。

按：吐衄有因于寒，有因于虚者，非所宜也。

白前味甘，平，无毒。入肺经。甘草汤泡，去须，焙。**疗喉间喘呼欲绝，宽胸中气满难舒。**

感秋之气，得土之味，清肺有神。喉中作水鸡声者，服之立愈。

按：白前性无补益，肺实邪壅者宜之，否则忌也。

淡竹叶味淡，寒，无毒。入小肠经。**专通小便，兼解心烦。**

淡味，五脏无归，但入太阳，利小便，小便利则心火因之而清也。

按：淡竹叶有走无守，不能益人。孕妇禁服。

冬葵子味甘，寒，无毒。入膀胱经。**能催生通乳，疏便闭诸淋。**

气味俱薄，淡滑为阳，故能利窍。

按：无故服冬葵子，必有损真之害。

萱花_{味甘，平，无毒。入心经。}长于利水快膈，令人欢乐忘忧。

萱，古作谖。《诗》云：焉得谖草，即此种也。谖，忘也，欲树之以忘忧也。娠妇佩之生男，又名宜男。

地榆_{味苦，寒，无毒。入肝经。恶麦门冬。}止血痢肠风，除带下五漏。

味苦而厚，沉而降，善主下焦血证，兼去湿热。

按：地榆寒而下行，凡虚寒作泻，气虚下陷而崩带者，法并禁之。

蒺藜_{味甘，温，无毒。入肾经。酒炒，去刺。}补肾止遗，消风胜湿。产沙苑者，强阴益精。

沙苑蒺藜，市多伪者。状如肾子，带绿色，咬之作生豆气者真。

按：沙苑蒺藜性能固精，若阳道数举，媾精难出者勿服。

半夏_{味辛，温，有毒。入心、脾、胃三经。柴胡为使。恶}

皂荚。畏雄黄、姜、鳖甲，反乌头。忌羊血、海藻、饴糖。水浸五日，每日换水，去帽，姜矾同煮，汁干为度。**消痰燥湿，开胃健脾，咳逆呕吐，头眩昏迷，痰厥头痛，心下满坚，消痈可也，堕胎有焉。**

汪机曰：脾胃湿热，涎化为痰，此非半夏，曷可治乎？若以贝母代之，翘首待毙。时珍曰：脾无湿不生痰，故脾为生痰之源，肺为贮痰之器。半夏治痰，为其体滑辛温也。涎滑能润，辛温能散亦能润，故行湿而通大便，利窍而泄小便。所谓辛走气，能化液，辛以润之是已。丹溪谓：半夏能使大便润而小便长。成无己谓：半夏行水气而润肾燥。《局方》半硫丸治老人虚秘，皆取其滑润也。俗以半夏为燥，不知湿去则土燥，痰涎不生，非其性燥也。但恐非湿热之邪而用之，是重竭其津液，诚非所宜。

按：半夏主治最多，莫非脾湿之证，苟无湿者，均在禁例。古人半夏有三禁：谓血家、渴家、汗家也。若无脾湿，且有肺燥，误服半夏，悔不可追。责在司命，谨诸戒诸！

南星味苦、辛，温，有毒。入肝、脾二经。畏附子、干姜、生姜。冬月研末，入牛胆中，悬风处。**风痰麻痹堪医，破血行胎可虑。**

南星入肝，去风痰，性烈而燥，得牛胆则燥气减，得火炮则烈性缓。

按：南星治风痰，半夏治湿痰，功用虽类而实殊也。非西北人真中风者勿服。

附子味辛、甘，热，有毒。入脾、肾二经。畏防风、黑豆、甘草、黄芪、人参、童便、犀角。重一两以上，矮而孔节稀者佳。童便浸一日，去皮，切作四片，童便及浓甘草汤同煮，汁尽为度，烘干。**补元阳，益气力，堕胎孕，坚筋骨。心腹冷疼，寒湿痿躄，足膝瘫软，坚瘕癥癖。**冬采为附子，主寒疾；春采为乌头，主风疾。

主治繁众，皆由风、寒、湿三气所致。邪客上焦，咳逆心痛；邪客中焦，腹痛积聚；邪客下焦，腰膝脚痛。附子热而善走，诸证自瘥也。洁古曰：益火之源，以消阴翳，则便溺有节。丹溪云：气虚热甚，稍加附子以行参芪之功，肥人多湿亦用之。虞抟曰：禀雄壮之质，有斩关之能，引补气药以追散失之元阳，引补血药以养不足之真阴，引发散药以驱在表风邪，引温暖药以除在里寒湿。吴绶曰：伤寒传变三阴，及中寒夹阴，身虽大热，而脉沉者必用之。厥冷腹痛，脉沉而细，唇青囊缩者，急用之。近世往往不敢用，直至阴极阳竭而后议用，晚矣。

按：附子退阴益阳，祛寒湿之要药也。若非阴寒、寒湿，阳气虚弱之病，而误用于阴虚内热，祸不旋踵。

天雄味辛，热，有毒。入肾经。远志为使，恶干姜。制同附子。除寒湿痿躄，强阴壮筋骨。

乌、附、天雄，皆补下焦阳虚，若是上焦阳虚，即属心肺，当用参、芪，不当用天雄、乌、附。天雄之尖皆向下者，其脐乃向上，生苗之处。寇氏谓其不肯就下。洁古谓：补上焦阳虚，俱误认尖为向上者。丹溪以为下部之佐者，庶几得之。

按：阴虚者禁同附子。

白附子味辛，温，有毒。入胃经。炮，去皮脐。中风失音，消痰去湿。

白附子引药上行，与黑附子非一类也。

按：白附子燥药也。似中风证，虽有痰亦禁用，小儿慢惊勿服。

蚤休味苦，寒，有毒。入肝经。专理痈毒，兼疗惊痫。

一名重楼金线。歌云：七叶一枝花，深山是我家。痈疽如遇此，一似手拈拿。

按：蚤休中病即止，不宜多用。

大黄味苦，寒，有毒。入脾、胃、肝、大肠四经。黄芩为使，无所畏。锦纹者佳。瘀血积聚，留饮宿食，痰实结热，水肿痢疾。

大黄乃血分之药，若在气分，是谓诛伐无过矣。仲景泻心汤，治心气不足而吐衄者，乃心气不足，而胞络、肝、脾与胃，邪火有余，虽曰泻心，实泻四经血中伏火也。又心下痞满，按之软者，用大黄黄连泻心汤，亦泻脾胃湿热，非泻心也。病发于阴而下之则痞满，乃寒伤营血，邪气乘虚结于上焦，胃之上脘在于心，故曰泻心，实泻脾。病发于阳而下之则结胸，乃热邪陷入血分，亦在上脘。大陷胸汤丸皆用大黄，亦泻脾胃血分之邪也。若结胸在气分，只用小陷胸汤；痞满在气分，只用半夏泻心汤。成氏注释，未能分别此义。

按：大黄虽有拨乱反正之功，然峻利猛烈，长驱直捣，苟非血分热结，六脉沉实者，切勿轻与推荡。

商陆 味辛，性平，有大毒。入脾经。铜刀刮去皮，水浸一宿，黑豆拌蒸。**水满盅胀，通利二便。**

按：商陆行水，有排山倒岳之势，胃弱者痛禁。赤者捣烂，入麝香少许贴脐，即能利便消肿。肿证因脾虚者多，若误用之，一时虽效，未几再作，决不可救。

芫花 味苦，温，有毒。入肺、脾、肾三经。反甘草。陈久者良，好醋煮过，晒干则毒减。**主痰癖饮癖，行蛊毒水胀。**

仲景治太阳证，表不解，心下有水气，干呕喘咳，或利者，用小青龙汤；表已解，头痛出汗恶寒，心下有水气，干呕胁痛，或喘咳者，用十枣汤。盖小青龙汤治未解之表，使水气从毛窍出，开鬼门也；十枣汤攻里，使水气从二便出，洁净府也。夫饮有五，皆因内啜水浆，外受湿气，流于肺则为支饮，流于肝则为悬饮，流于心则为伏饮，流于肠胃则为痰饮，流于经络则为溢饮，或作肿胀。芫花、大戟、甘遂，能直达水饮、窠囊隐癖之处。

按：毒性至紧，取效极捷，稍涉虚者，多致夭折。

大戟味苦、辛，寒，有毒。入脾经。赤小豆为使，恶山药。畏菖蒲，反甘草。水煮软，去骨用。驱逐水蛊，疏通血瘀，发汗消痈，除二便闭。

苦能直泄，故逐血行水；辛能横散，故发汗消痈。

按：大戟阴寒善走，大损真气。若非元气壮实，水湿留伏，乌敢浪施？

甘遂味苦、甘，寒，有毒。瓜蒂为使，恶远志，反甘草。面裹煨熟。逐留饮水胀，攻痞热疝瘕。

水结胸非此不除。仲景治心下留饮，与甘草同行，取其相反而立功也。凡水肿以甘遂末涂腹绕脐，内服甘草汤，其肿便消，二物相反而感应如神。

按：甘遂去水极神，损真极速，大实、大水，可暂用之，否则禁止。

续随子味辛，温，有毒。入肾经。去壳研细，纸包去油。主血结月闭，疗血蛊癥瘕。一名千金子。

辛温有毒之品，攻击猛挚，月闭等症。各有成病之由，当求其本，不可概施。

按：脾虚便滑之人，服之必死。

蓖麻子味甘、辛，平，有毒。口眼不正，疮毒肿浮。头风脚气，瘰疬丹瘤。胞衣不下，子肠不收。

如前诸证，皆从外治，不经内服，以其长于收吸，能拔病气出外。凡服蓖麻，一生不得食豆，犯之胀死。

射干味苦，平，有毒。入肺经。泔浸煮之。清咳逆热气，损喉痹咽疼。

泄热散结，多功于上焦。

按：射干虽能泄热，不能益阴。故《别录》云：久服令人虚，虚者大戒。

常山味苦、辛，寒，有毒。入肝经。酒炒透。疗痰饮有灵，截疟疾必效。

疟证必有黄涎聚于胸中，故曰：无痰不成疟也。弦脉主痰饮，故曰：疟脉自弦。常山去老痰积饮，故为疟家要药。必须好酒，久炒令透，不尔使人吐也。

按：常山猛烈，施之藿食者多效；若食肉之人，稍稍挟虚，不可轻入。

马兜铃味苦，寒，无毒。入肺经。焙。清金有平咳之能，涤痰有定喘之效。

体性轻扬，有功于至高之脏，根名青木香，涂诸毒热肿。

按：肺虚挟寒者，畏之如螫。

巴戟天味甘，温，无毒。入肾经。覆盆子为使。畏丹参。酒浸，焙。安五脏以益精，强筋骨而起阴。

补助元阳，则肾气滋长，诸虚自熄。

按：阴虚相火炽者，是其仇雠。

百部味甘，微温，无毒。入肺经。肺寒咳嗽，传尸骨蒸。杀蛔虫寸白，除蝇虱蛲虫。

与天门冬形相类而用相仿，故名野天门冬。但天门冬治肺热，此治肺寒，为别也。

按：脾胃虚人，须与补药同用，恐其伤胃气，又恐其滑肠也。

旋覆花味咸、甘，微温，无毒。入肺、大肠二经。去蒂，焙。老痰坚硬，结气留饮，风气湿痹，利肠通脉。一名金沸草。

咸能软坚，故能祛老痰结积，风湿燥结之疗。温能解散，咸可润下也。

按：丹溪云：走散之药，虚者不宜多服。冷利大肠，虚寒人禁之。

红花味辛，温，无毒。入心、肝二经。酒浸，微焙。产后血晕急需，胎死腹中必用。

时珍曰：活血、润燥、行血之要药也。

按：红花过用，使人血行不止，人所未知。

大蓟、小蓟味甘，温，无毒。入心、肝二经。崩中吐衄，瘀血停留。

二蓟性味、主疗皆同，但大蓟兼主痈疽也。

按：二蓟破血之外，无他长，不能益人。

夏枯草味苦、辛，寒，无毒。入肝经。土瓜为使。瘰疬鼠瘘，目痛羞明。

辛能散结，苦能泄热。独走厥阴，明目治瘰。

按：夏枯草久用，亦伤胃家。

胡芦巴味苦，热，无毒。入肾、膀胱二经。淘净，酒焙。元脏虚寒，膀胱疝气。

寒湿成疝，肝疾也。元脏暖，则筋自和而疝愈，此肾肝同治，乙癸同源之理也。

按：相火炽盛，阴血亏少者禁之。

牛蒡子味辛，平，无毒。入肺经。酒炒，研。宣肺气，理痘疹，清咽喉，散痈肿。一名鼠粘子，一名恶实。

开毛窍，除热毒，为痘疹要药。

按：牛蒡子性冷而滑，惟血热便闭者宜之，否则忌用。

肉苁蓉味甘、咸，温，无毒。入肾经。酒洗，去甲。益精壮阳事，补伤润大肠。男子血沥遗精，女子阴疼带下。

滋肾补精之首药，但须大至斤许，不腐者佳。温而不热，补而不骤，故有从容之名。别名黑司令，亦多其功力之意云。

按：苁蓉性滑，泄泻及阳易举而精不固者忌之。

锁阳味甘、咸，温，无毒。入肾经。强阴补精，润肠壮骨。

《辍耕录》云：蛟龙遗精入地，久之则发起如笋，上丰下俭，绝类男阳。

按：锁阳功用，与苁蓉相仿，禁忌亦同。

淫羊藿味辛，温，无毒。入肾经。山药为使。得酒良。用羊油拌炒。强筋骨，起阳事衰；利小便，除茎中痛。

陶弘景云：服之好为阴阳，别名仙灵脾、千两金、弃杖草，皆矜其功力也。

按：淫羊藿补火，相火易动者远之。

仙茅味辛，温，有小毒。入肾经。忌铁器。禁牛乳。糯米泔浸一宿，去赤汁则毒去。助阳填骨髓，心腹寒疼。开胃消宿食，强记通神。

补而能宣，西域僧献于唐玄宗，大有功力，遂名婆罗门参。广西英州多仙茅，羊食之遍体化为筋，人食之大补。其消食者，助少火以生土，土得乾健之运也；其强记者，肾气时上交于南离故也。

按：仙茅专于补火，惟精寒者宜之，火炽者有暴绝之戒。

补骨脂味辛，温，无毒。入肾经。恶甘草。忌羊肉、诸血。胡桃拌炒。兴阳事，止肾泄，固精气，止腰疼。一名破故纸。

暖补水脏，壮火益土之要药也。

按：补骨性燥，凡阴虚有热，大便闭结者戒之。

菟丝子味辛、甘，平，无毒。入肾经。山药为使。酒煮打作饼，烘干再研，即成细末。续绝伤，益气力，强阴茎，坚筋骨。溺有余沥，寒精自出。口苦燥渴，寒血为积。

雷公云：禀中和之性，凝正阳之气。肾脏得力，则绝伤诸症愈矣。主口苦燥渴者，水虚则内热津枯，辛以润之，二证俱安也。

按：菟丝子助火，强阳不痿者忌之。

覆盆子味甘，平，无毒。入肝、肾二经。去蒂，酒蒸。补虚续绝伤，强阴美颜色。

能益闭蛰封藏之本，以缩小便。服之当覆其溺器，故名。

按：覆盆子固涩，小便不利者禁之。

骨碎补味苦，温，无毒。入肾经。去毛，蜜蒸。主骨碎折伤，耳响牙疼，肾虚泄泻，去瘀生新。

迹其勋伐，皆是足少阴肾经。观其命名，想见功力。戴元礼用以治骨瘘有效。

按：《经疏》云：勿与风燥药同用。

钩藤味甘，微寒，无毒。入肝经。舒筋除眩，下气宽中，小儿惊痫，客忤胎风。

祛肝风而不燥，庶几中和，但久煎便无力，俟它药煎就，一二沸即起，颇得力也。去梗纯用嫩钩，其功十倍。

按：钩藤性寒，故小儿科珍之，若大人有寒者，不宜多服。

蒲黄味甘，平，无毒。入肝经。熟用止血，生用行血。

入东方血海，是其本职，利小便者，兼入州都之地耳。

按：无瘀血者勿用。

海藻味苦、咸，寒，无毒。入肾经。反甘草。消瘰疬瘿瘤，散癥瘕痛肿。

苦能泄结，寒能涤热，咸能软坚，故主疗如上。

按：脾家有湿者勿服。

泽兰味苦、甘，微温，无毒。入肝、脾二经。和血有消瘀之能，利水有消盅之效。

甘能和血。独入血海，攻击稽留；其主水肿者，乃血化为水之水，非脾虚停湿之水也。

按：泽兰行而带补，气味和平，无偏胜之忧。

艾叶 味苦，微温，无毒。入肺、脾、肝、肾四经。苦酒、香附为使。安胎气，暖子宫，止血痢，理肠风。灸除百病，吐衄崩中。陈久者良。

辛可利窍，苦可疏通，故气血交理，而妇科带下、调经多需之。

按：艾性纯阳香燥，凡有血燥生热者禁与。

昆布 味咸，寒，无毒。入肾经。洗净。顽痰结气，积聚瘿瘤。

咸能软坚，噎证恒用之，取其祛老痰也。

按：昆布之性，雄于海藻，不可多服，令人瘦削。

防己 味苦、辛，性寒，无毒。入膀胱经。恶细辛，畏草薢、女菀、卤碱。祛下焦之湿，泻血分之热；理水肿脚气，通二便闭结。

**防己分木防己、汉防己二种，木者专风，汉者专水。

按：东垣云：防己大苦大寒，泻血中湿热，亦瞑眩之药也。服之使人身心烦乱，饮食减少，惟湿热壅遏，及脚气病，非此不效。若虚人用防己，其害有三：谷食已亏，复泄大便，重亡其血，一也；渴在上焦气分，而防己乃下焦血分，二也；伤寒邪传肺经，气分湿热而小便黄赤，禁用血药，三也。

威灵仙味苦，温，无毒。入膀胱经。忌茶茗、面。宣五脏而疗痛风，去冷滞而行痰水。

此风药之善走者也。威者言其猛烈，灵者言其效验。

按：威灵仙大走真气，兼耗人血，不得已而后用之，可也。

水萍味辛，寒，无毒。入肺经。发汗开鬼门，下水洁净府。

水萍轻浮，入肺经，发汗；气化及州都，因而利水。歌云：天生灵草无根干，不在山间不在岸，始因飞絮逐东风，紫背青皮飘水面。神仙一味去沉疴，采时须在七月半，甚选瘫风与大风，些小微风都不算。豆淋酒内服三丸，铁汉头上也出汗。

按：水萍发汗，力比麻黄，下水功同通草，苟非大实、大热者，安敢轻试耶？

牵牛子 味苦，寒，有毒。入肺、大、小肠三经。酒蒸，研细。下气逐痰水，除风利小便。

辛热有毒之药，性又迅急，主治多是肺、脾之病，多因虚起，何赖泻药？况诸证应用药物，神良者不少，何至舍其万全，而就不可必之毒物哉？东垣谆复其词，以戒后人勿用。盖目击张子和旦暮用之，故辟之甚力，世俗不知，取快一时，后悔奚及。

紫葳花 味酸，寒，无毒。入心、肝二经。畏卤碱。三焦血瘀，二便燥干。

即凌霄花也。能去血中伏火及血热生风之证。

按：紫葳酸寒。不能益人，走而不守，虚人避之。

使君子 味甘，温，无毒。入脾、胃二经。杀诸虫，治疳积。

杀虫药皆苦，使君子独甘。空腹食数枚，次日虫皆死而出矣。忌饮热茶，犯之即泻。有言其不宜食者，非也。夫树有蠹，屋有蚁，国有盗，祸耶？福耶？观养生者，先去三尸虫，可以类推矣。

按：使君子为杀虫而设，苟无虫积，服之必致损人。

木贼草味甘、苦，平，无毒。入肝经。迎风流泪，翳膜遮睛。

木贼为磋擦之需，故入肝而伐木。去节者善发汗，中空而轻，有升散之力也。

按：木贼多服损肝，不宜久用。

豨莶味苦，寒，有小毒。入肝、肾二经。肢节不利，肌体麻痹，脚膝软疼，缠绵风气。

能宣能补，故风家珍之。本草相传，功用甚奇。然近世服之，经年罕效。意者制法未尽善欤？风气有分别欤？药产非道地欤？亦以见执方者之失也。

按：豨莶长于理风湿，毕竟是祛邪之品，恃之为补，吾未敢信也。

青蒿味苦，寒，无毒。入肝、肾二经。童便浸一宿，曝。去骨间伏热，杀鬼疰传尸。

苦寒之药，多与胃家不利，惟青蒿芬芳袭脾，宜于血虚有热之人，取其不犯冲和之气耳。

按：寒而泄泻者，仍当避之。

茵陈 味苦，寒，无毒。入膀胱经。理黄疸而除湿热，佐五苓而利小肠。

茵陈去湿热，独宜于五疸，然亦须五苓之类佐助成功。

按：用茵陈者，中病即已；若过用之，元气受贼。

益智仁 味辛，温，无毒。入心、脾、肾三经。去壳，盐水炒，研细。温中进食，补肾扶脾。摄涎唾，缩小便。安心神，止遗浊。

辛能开散，使郁结宣通，行阳退阴之药也。古人进食必先益智，为其于土中益火故耳。

按：益智功专补火，如血燥有热，及因热而遗浊者，不可误入也。

荜茇 味辛，热，无毒。入肺、脾二经。去涎。醋浸一宿，焙干，刮去皮，粟子净。温脾除呕逆，定泻理心疼。

古方用此，百中之一，以其荜茇辛热耗散，能动脾肺之火，多用损目耶。

高良姜味辛，温，无毒。入脾、胃、肝三经。微炒。温胃去噎，善医心腹之疼；下气除邪，能攻岚瘴之疟。

古方治心脾疼，多用良姜，寒者用之至二钱，热者亦用四五分于清火剂中，取其辛温下气，止痛有神耳。

按：虚人须与参术同行，若单用、多用，犯冲和之气已。

海金沙味甘，寒，无毒。入小肠、膀胱二经。除湿热，消肿满，清血分，利水道。

产于黔中及河南。收曝日中小干，以纸衬之，以杖击之，有细沙落纸上，且曝且击，以净为度。性不狠戾，惟热在太阳经血分者宜之。

谷精草味辛，温，无毒。入肝、胃二经。头痛翳膜遮睛，喉痹牙疼疥痒。

田中收谷后多有之，田低而谷为水腐，得谷之余气结成此草，其亦得天地之和气者欤。兔粪名**望月沙**，兔喜食此草，故目疾家收之。如未出草时，兔粪不可用也。

青黛味咸，寒，无毒。入肝经。清肝火，解郁结，幼稚惊痫，大方吐血。

真者从波斯国来，不可得也。今用干靛，每斤淘取一两，亦佳。

按：青黛性凉，中寒者勿使。

连翘味苦，寒，无毒。入心、胃、胆、大肠、肾五经。除心经客热，散诸经血结。

手少阴主药也。诸疮痛痒，皆属心火，故为疮家要药。

按：连翘苦寒，多饵服即减食，谨之！

马鞭草味苦，寒，无毒。入肝、肾二经。理发背痈疽，治杨梅毒气，癥瘕须用，血闭宜求。

此草专以驱逐为长，疮症久而虚者，斟酌用之。

葶苈子味辛，寒，无毒，入肺经。榆皮为使。酒炒。疏肺下气，喘逆安平，消痰利水，理胀通经。

《十剂》云：泄可去闭，葶苈、大黄之属。但性峻，不可混服。有甜、苦二种，甜者力稍缓也。

王不留行味苦，平，无毒。入大肠经。水浸，焙。行血通乳，止衄消疗。

王不留行，喻其走而不守，虽有王命不能留其行也。古云：穿山甲、王不留行，妇人服了乳常流。乃行血之力耳。

按：失血后，崩漏家，孕妇并忌之。

瞿麦_{味苦，寒，无毒。入膀胱经。}利水破血，出刺堕胎。

八正散用为利小便之主药，若心虽热而小肠虚者忌服；恐心热未除，而小肠复病矣。当求其属以衰之。

地肤子_{味苦，寒，无毒。入脾经。}利膀胱，散恶疮。皮肤风热，可作浴汤。

其主用多在皮肤，其入正在土脏，盖脾主肌肤也，即其利水，兼能祛湿者欤。

决明子_{味咸，平，无毒。入肝经。}青盲内障，翳膜遮睛，赤肿眶烂，泪出羞明。

此马蹄决明也。以决能明目，故得此名。另有**草决明、石决明**，与之同功，而各为一种。石决明独与云母石相反。

紫草_{味苦，寒，无毒。入心、包络、肝三经。}凉血和血，清解疮疡，宣发痘疹，通大小肠。

按：紫草凉而不凝，为痘家血热之要药。但痘证极重脾胃，过用则有肠滑之虞。

山慈菇 味甘，平，有小毒。入胃经。痈疽疔毒，酒煎服。瘰疬疮痍，醋拌涂。治毒蛇狂犬之伤，敷粉滓瘢点之面。

花状如灯笼而红，根状如慈菇而白。《酉阳杂俎》云：金灯之花，与叶不相见，谓之无义草。

按：寒凉之品，不得过服。

贯众 味苦，寒，有毒。入肝经。去皮毛，剉，焙。杀虫解毒，化硬破癥，产后崩淋，金疮鼻血。

有毒而能解毒，去瘀而能生新，然古方中不恒用之。别名管仲，岂音相类耶，抑为其有杂霸之气耶？

狗脊 味苦，平，无毒。入肝、肾二经。草薢为使。剉，炒。强筋最奇，壮骨独异。男子腰脚软疼，女人关节不利。

状如狗之脊，故名狗脊，以形得名也。别名扶筋，以功得名也。

天名精 味甘、辛，寒，无毒。入肺经。地黄为使。下瘀血，除结热，定吐衄，逐痰涎，消痈毒，止咽痛，杀疥虫，揩肤痒。可吐痰治疟，涂虫螫蛇伤。根名土牛膝，功用相同。子名**鹤虱**，专掌杀虫。

一名虾蟆蓝，一名活鹿草，外科要药。生捣汁服，令人大吐、大下，亦能止牙疼。

按：脾胃寒薄，不渴易泄者勿用。

山豆根_{味苦，寒，无毒。入心、肺二经。}主咽痛虫毒，消诸肿疮疡。

按：其性大苦大寒，脾胃所苦。食少而泻者，切勿沾唇。

白及_{味苦，微寒，无毒。入肺经。}肺伤吐血建奇功，痈肿排脓称要剂。

性收色白，合乎秋金，宜入相傅之经，以疗诸热之证。收中有散，又能排脓，花名箬兰，贵重可喜。

按：痈疽溃后，不宜同苦寒药服。反乌头、乌喙。

藜芦_{味辛、苦，微寒，有毒。入脾、胃二经。}司蛊毒与喉痹，能杀虫理疥疡。与酒相反，同用杀人。

有宣壅导滞之力，苦为涌剂，能使邪气热痰皆吐出也。苦能杀虫，并主疥癣。

按：藜芦有毒，服之令人烦闷吐逆。凡胸中有老痰，或中蛊毒，止可借其宣吐，不然切勿沾口，大损津液也。

营实 味酸、涩，微寒，无毒。入胃经。口疮骨鲠之用，睡中遗尿之方也。

专达阳明解热，以其性涩，兼有遗尿之疗也。

蛇床子 味苦、辛，温，无毒。入脾、肾二经。男子强阳事，女人暖子宫。除风湿痹痒，擦疮癣多功。

去足太阳之湿，补足少阴之虚，强阳颇著奇功，人多忽之。宁知至贱之中，乃伏殊常之品耶？得地黄汁拌蒸三遍后，色黑乃佳。

按：肾火易动者勿食。

景天 味苦、酸，寒，无毒。入心经。诸种火丹能疗，一切游风可医。毒蛇伤咬，急用捣敷。

大寒纯阴之品，故独入离宫，专清热毒。

按：中寒之人，服之有大害，惟外涂不妨耳。一名慎火草。

兰叶味辛，平，无毒。入肺经。蛊毒不祥，胸中痰癖，止渴利水，开胃解郁。

兰花禀天地清芬之气，入西方以清辛金，颇有殊功。今人不恒用之，亦缺典也。产闽中者，力胜江浙诸种。

莳音茴**香**味辛，温，无毒。入胃、肾二经。主腹痛疝气，平霍乱吐逆。

辛香宜胃，温性宜肾，故其主治不越二经。

按：莳香辛温，若阳道数举，得热则吐者均戒。八角者名**大茴香**，小如粟米者力薄。

黄精味甘，平，无毒。入脾经。补中益气，去湿杀虫。

禀季春之令，得土之冲气，味甘气和，为益脾阴之剂。土旺则风湿自除，可久服而无偏胜之弊者也。

芦荟味苦，寒，无毒。入心、肝、脾三经。主去热明目，理幼稚惊风，善疗五疳，能杀三虫。

禀阴寒之气，寒能除热，苦能泄热，故除热杀虫及明目也。疳以湿热为咎，湿热去，则愈矣。

按：芦荟大苦大寒，凡脾虚不思食者禁用。

阿魏 味辛，温，无毒。入脾、胃二经。杀诸虫，破癥积，除邪气，化蛊毒。

臭烈殊常，故杀虫辟恶。辛则能散，温则能行，故消积化蛊。

按：人之血气，闻香则顺，闻臭则逆，故凡虚人，虽有痞积，亦不可轻用。当先养胃气，胃强则坚积渐磨而消矣。经曰：大积大聚，其可犯也。衰其半而止，盖兢兢于根本者乎？

芦根 味甘，寒，无毒。入胃经。噎膈反胃之司，消渴呕逆之疗，可清烦热，能利小肠。

独入阳明，清热下降，故主治如上。**芦笋**性更佳，解河豚毒。

按：霍乱呕吐，因于寒者勿服。

卷之四

云间李中梓士材父著

门人张介福受兹父参

侄孙李廷芳蘅伯父订

本草徵要下

木部

桂 味辛、甘，大热，有小毒。入肾、肝二经。畏石脂，忌生葱。去皮用。见火无功。益火消阴，救元阳之痼冷；温中降气，扶脾胃之虚寒。坚筋骨，强阳道，乃助火之勋；定惊痫，通血脉，属平肝之绩。下焦腹痛，非此不除；奔豚疝瘕，用之即效。宣通百药，善堕胞胎。

桂心 入心、脾二经。理心腹之恙，三虫九痛皆瘥；补气脉之虚，五劳七伤多验；宣气血而无壅，利关节而有灵；托痈疽痘毒，能引血成脓。

桂枝 入肺、膀胱二经。无汗能发，有汗能止。理心腹之痛，散皮肤之风。横行而为手臂之引经，直行而为奔豚之向导。

肉桂乃近根之最厚者，桂心即在中之次厚者，桂枝即顶上细枝，以其皮薄，又名薄桂。肉桂在下，主治下焦；桂心在中，主治中焦；桂枝在上，主治上焦。此本乎天者亲上，本乎地者亲下之道也。王好古云：仲景治伤寒，有当汗者，皆用桂枝。又云：汗多者禁用。两说何相反哉？本草言桂辛甘，出汗者，调其血而汗自出也。仲景云：太阳中风，阴弱者汗自出，卫实营虚，故发热汗出。又云：太阳病，发热汗出者，为营弱卫强，阴虚阳必凑之。故皆用桂枝发汗，乃调其营则卫自和，风邪无所容，遂自汗而解，非桂枝能发汗也。汗多用桂枝者，调和营卫，则邪从汗解而汗自止，非桂枝能闭汗也。不知者，遇伤寒无汗，亦用桂枝，误矣。桂枝发汗，"发"字当作"出"字，汗自然出，非若麻黄之开腠发汗也。

按：桂性偏阳，不可误投，如阴虚之人，一切血证及无虚寒者，均当忌之。

松脂味苦、甘，温，无毒。入肺、胃二经。水煮百沸，白滑方可用。祛肺金之风，清胃土之热。除邪下气，壮骨强筋。排脓、止痛、生肌，煎膏而用；牙疼、恶痹、崩中，研末而尝。

松子甘能益血，润大便；温能和气，主风虚。

松叶可生毛发，宜窨冻疮。

松节舒筋止肢节之痛，去湿搜骨内之风。

松脂感太阳之气而生，燥可去湿，甘能除热，故外科取用极多也。松子中和，久服有裨；松叶有功于皮毛，松节有功于肢节，各从其类也。

按：松脂、松叶，性燥而温，血虚者勿服。

茯苓味甘、淡，平，无毒。入心、肾、脾、胃、小肠五经。马蔺为使。畏牡蛎、地榆、秦艽、龟甲。忌醋。产云南，色白而坚实者佳。去皮膜用。益脾胃而利小便，水湿都消；止呕吐而定泄泻，气机咸利。下行伐肾，水泛之痰随降；中守镇心，忧惊之气难侵。保肺定咳嗽，安胎止消渴。抱根者为茯神，主用俱同，而安神独掌；红者为赤茯苓，功力稍逊，而利水偏长。

茯苓假松之余气而成。无中生有，得坤厚之精，为脾家要药。《素问》曰：饮入于胃，游溢精气，上输于肺，通调水道，下输膀胱。则利水之药，皆上行而后下降也。故洁古谓其上升，东垣谓其下降，各不相背也。

按：小便多，其源亦异。《素问》云：肺气盛则便数，虚则小便遗，心虚则少气遗溺，下焦虚则遗溺，胞络移热于膀胱，则遗溺。膀胱不约为遗，厥阴病则遗溺。所谓肺气盛者，实热也，宜茯苓以渗其热，故曰：小便多者，能止也。若肺虚、心虚、胞络热、厥阴病，皆虚热也，必上热下寒，法当升阳。膀胱不约，下焦虚者，乃火投于水，水泉不藏，必肢冷脉迟，法当用温热之药，皆非茯苓可治。故曰：阴虚者不宜用也。

茯神抱根而生，有依守之义，故魂不守舍者，用以安神。**赤茯苓**入丙丁，但主导赤而已。

按：病人小便不禁，虚寒精滑者，皆不得服。

琥珀味甘，平，无毒。入心、肺、脾、小肠四经。安神而鬼魅不侵，清肺而小便自利，新血止而瘀血消，翳障除而光明复。

感土木之气而兼火化，味甘色赤，有艮止之义，故能安神；有下注之象，故利小便而行血。丹溪曰：燥脾土有功。脾能运化，肺金下降，小便自通。若因血少而小便不利者，反致燥急之苦。

按：渗利之性，不利虚人。凡阴虚内热，火炎水涸者勿服。

柏子仁味甘、辛，性平，无毒。入心、肝、肾三经。畏菊花、羊蹄草。蒸，晒，炒。安神定悸，壮水强阳。润血而容颜美少，补虚而耳目聪明。

心藏神，肾藏精与志，心肾虚则病惊悸。入心养神，入肾定志，悸必愈矣。悦颜聪明，皆心血与肾水互相灌溉耳。

按：柏子仁多油而滑，作泻者勿服，多痰者亦忌，有油透者勿入药。

侧柏叶味苦，微寒，无毒。入肝经。牡蛎为使。忌同柏子仁。止吐衄来红，定崩淋下血，历节风疼可愈，周身湿痹能安。

微寒补阴，故应止血，其治风湿者，益脾之力也。柏有数种，惟根上发枝数茎，蒙茸茂密，名千头柏，又名佛手柏，是真侧柏也。

按：柏性挟燥，血家不宜多服。

枸杞子 味甘，微温，无毒。入肾、肝二经。补肾而填精，止渴除烦。益肝以养营，强筋明目。

精不足者，补之以味，枸杞子是也。能使阴生，则精血自长。肝开窍于目，黑水神光属肾，二脏得补，目自明矣。

按：枸杞能利大、小肠，故泄泻者勿用。

地骨皮 味甘，寒，无毒。入肾经。治在表无定之风邪，主传尸有汗之骨蒸。

热淫于内，泻以甘寒，退热除蒸，固宜尔也。又去风邪者，肾肝同治也。肝有热则风自内生，热退则风息，此与外感之风不同耳。

按：地骨皮乃除热之剂，中寒者勿服。

槐花 味苦、酸，寒，无毒。入肝、大肠二经。含蕊而陈久者佳。微炒。止便红，除血痢，咸借清肠之力；疗五痔，明眼目，皆资涤热之功。子名槐角，用颇相同。兼行血而降气，亦催生而堕胎。枝主阴囊湿痒，叶医疥癣疔疮。

感天地阴寒之气，而兼木与水之化，故为凉血要品。血不热则阴自足，目疾与痔证交愈矣。

按：槐性纯阴，虚寒者禁用，即虚热而非实火者亦禁之。

酸枣仁味酸，平，无毒。入肝、胆二经。恶防己。炒熟。酸收而心守其液，乃固表虚有汗，肝旺而血归其经，用疗彻夜无眠。

胆怯者，心君易动，惊悸盗汗之所自来也；肝虚者，血不归经，则虚烦不眠之所自来也。枣仁能补肝益胆，则阴得其养，而诸证皆安矣。

按：肝胆二经有实邪热者勿用，以其收敛故也。

黄柏味苦，寒，无毒。入肾经。恶干漆。盐、酒炒。肥厚鲜黄者佳。泻龙火而救水，利膀胱以燥湿。佐以苍术，理足膝之痹痛；渍以蜜水，漱口舌之生疮。

黄柏泻阴火，除湿热，故治疗如上。昔人谓其补阴者，非其性补，盖热去则阴不受伤，虽谓之补亦宜。

按：苦寒之性，利于实热，不利于虚热。凡脾虚食少，或泻或呕，或好热，或恶冷，或肾虚五更泄泻，小便不禁，少腹冷痛，阳虚发热，瘀血停止，产后血虚发热，金疮发热，痈疽溃后发热，伤食发热，阴虚小水不利，痘后脾虚小水不利，血虚烦躁不眠等证，法咸忌之。

楮实　味甘，寒，无毒。入脾经。健脾消水肿，益气充肌。

按：楮实虽能消水健脾，然脾胃虚寒者勿用。

干漆　味辛，温，有毒。入肝经。畏铁浆、黄栌汁、甘豆汤、螃蟹、蜀椒。炒至烟尽为度。辛能散结，行瘀血之神方；毒可祛除，杀诸虫之上剂。

行血杀虫，皆辛温毒烈之性，中其毒者，或生漆疮者，多食蟹及甘豆汤解之。

按：血见干漆即化为水，则能损新血可知。虚者及惯生漆疮者，切勿轻用。

五加皮　味辛，温，无毒。入肾、肝二经。远志为使。恶玄参。明目舒筋，归功于藏血之海；益精缩便，得力于闭蛰之官。风湿宜求，疝家必选。

五加皮者，五车星之精，故服食家多夸之不已。尝曰：宁得一把五加，不用金玉满车。虽赞词多溢美，必非无因而获此隆誉也。

按：下部无风寒湿邪而有火，及肝肾虚而有火者皆忌之。

蔓荆子味苦、辛，平，无毒。入肝、膀胱二经。恶乌头、石膏。头风连于眼目，搜散无余；湿痹甚而拘挛，展舒有效。

气清味辛，体轻而浮，上行而散，故所主者皆在风木之脏。目之与筋，皆肝所主也。

按：头痛目痛，不因风邪，而因于血虚有火者，忌之。完素云：胃虚人不可服，恐生痰疾。

辛夷味辛，温，无毒。入肺、胃二经。芎䓖为使。恶五石脂。畏菖蒲、蒲黄、黄连、石膏、黄芩。去心及毛，毛射肺中，令人发咳。辛温开窍，鼻塞与昏冒咸宜；清阳解肌，壮热与憎寒并选。

肺开窍于鼻，而胃脉环鼻上行。凡中气不足，清阳不升，则头痛而九窍不利。辛夷禀阳春之气，味薄而散，能助胃中清气，上达高巅，故头面诸窍皆归于治平也。

按：辛香走窜，虚人禁之。虽偶感风寒而鼻塞者，亦禁之。头痛属血虚火炽者，服之转甚。

桑根白皮味甘，寒，无毒。入肺经。续断、桂心、麻子为使。刮去粗皮，蜜水炙。有涎出不可去也。泻肺金之有余，止喘定嗽；疏小肠之闭滞，逐水宽膨。降气散瘀血，止渴消燥痰。

泻肺降气，是其专职，利便去水者，兼泻子之法也。**桑叶**可止汗去风，明目长发。**桑椹子**可补血安神，生津止渴。**桑枝**可祛风养筋，消食定咳。**桑耳**调经止崩带。**桑黄**清肺疗鼻赤。**桑柴灰**除瘀痣，蚀恶肉。**桑霜**别名木硇，能钻筋透骨，为抽疔拔毒之品。

按：桑白皮泻火，肺虚无火，因风寒而嗽者勿服。桑椹子虽能补血，脾胃虚滑者勿服。

桑寄生味苦，平，无毒。入肝经。忌火。和血脉，充肌肤，而齿发坚长；舒筋络，利关节，而痹痛蠲除。安胎简用，崩漏微医。

本能益血，兼能去湿，故功效如上。海外深山，地暖不蚕，桑无采捋之苦，气化浓密，自然生出。有言鸟衔他子，遗树而生者，非也。

杜仲 味辛、甘，温，无毒。入肝、肾二经。恶玄参、蛇蜕。去皮，酥炙。强筋壮骨，益肾添精。腰膝之疼痛皆痊，遍体之机关总利。

肾苦燥，急食辛以润之；肝苦急，急食甘以缓之。杜仲辛甘，故主用如上。亦治阴下湿痒，小便余沥。

按：肾虚火炽者勿用。

女贞实 味苦，性平，无毒。入肝、肾二经。补中，黑须发；明目，养精神。

禀天地至阴之气，故凌冬不凋，气薄味厚，阴中之阴，降也。虽曰补益，偏于阴寒者也。

按：脾胃虚家，久服胃痛作泻。

蕤仁 味甘，温，无毒。入肝经。汤浸，去皮、尖，水煮过，研膏。破心下结痰；除腹中痞气。退翳膜赤筋，理眦伤泪出。

外能散风，内能清热，肝气和则目疾愈。痰痞皆热邪为祟，故宜并主。

按：目病不缘风热，而因于虚者勿用。

丁香 味辛，温，无毒。入肺、胃、肾三经。忌见火，畏郁金。去丁盖。温脾胃而呕呃可瘳，理壅滞而胀满宜疗。齿除疳騷，痘发白灰。

脾为仓廪之官，伤于饮食生冷，留而不去，则为壅胀，或为呕呃。暖脾胃而行滞气，则胀呕俱瘳也。

按：丁香辛热而燥，非属虚寒，概勿施用。鸡舌香是其别名，母丁香乃其大者。

沉香味辛，温，无毒。入脾、胃、肝、肾四经。调和中气，破结滞而胃开；温补下焦，壮元阳而肾暖。疗脾家痰涎之血，去肌肤水肿之邪。大肠虚闭宜投，小便气淋须用。

芬芳之气，与脾胃相投，温而下沉，与命门相契。怒则气上，肝之过也，辛温下降，故平肝有功。

按：沉香降气之要药，然非命门火衰，不宜多用。气虚下陷者，切勿沾唇。

檀香味辛，温，无毒。入肺、胃二经。辟鬼杀虫，开胃进食。疗噎膈之吐，止心腹之疼。

调上焦，气在胸膈咽嗌之间，有奇功也。

按：痈疽溃后，及诸疮脓多者不宜服。

降真香味辛，温，无毒。色红者良。行瘀滞之血如神，止金疮之血至验。理肝伤吐血，胜似郁金；理刀伤出血，过于花蕊。

降香色鲜红者，行血下气有功，若紫黑色者，不堪用也。兼可辟邪杀鬼，烧之，辟天行时气，宅舍怪异。

苏合香味甘、温，无毒。甘暖和脾，郁结凝留咸雾释；芬芳彻髓，妖邪梦魇尽冰消。

产中天竺国，诸香汁合成，故名合香。凡香气皆能辟邪通窍，况合众香而成者乎？沈括云：苏合油，如藕胶，以箸挑起，悬丝不断者真也。

乳香味辛，温，无毒。入心经。箸上烘去油，同灯心研之则细。定诸经之痛，解诸疮之毒。活血舒筋，和中治痢。

诸疮痛痒，皆属心火。乳香入心，内托护心，外宣毒气，有奇功也。但疮疽已溃勿服，脓多者勿敷。

没药味苦，平，无毒。入肝经。制法同乳香。宣血气之滞，医疮腐之疼。可攻目翳，堪堕胎儿。

血滞则气壅，故经络满急，发肿作痛。没药善通壅滞，则血行而气畅痛止也。

按：骨节痛与胸腹筋痛，不由血瘀而因于血虚，产后恶露去多，腹中虚痛，痈疽已溃，法咸禁之。

安息香味辛、苦，性平，无毒。入心经。服之而行血下气，烧之而去鬼来神。

手少阴主藏神，神昏则鬼邪侵之。心主血，血滞则气不宣快，安神行血，故主治如上。

按：病非关恶气侵犯者勿用。

麒麟竭味甘、咸，平，有小毒。入心、肝二经。凡用另研，若同他药捣，则化为飞尘。产于外国，难得真者，磨之透甲，烧灰不变色者佳。走南方兼达东方，遂作阴经之主；和新血且推陈血，真为止痛之君。

乳香、没药，兼主气血，此则专于血分者也。善收疮口，然性急，不可多使，却能引脓。

龙脑香味辛、苦，微温，无毒。开通关窍，驱逐鬼邪。善消风而化湿，使耳聪而目明。

芳香为百药之冠，香甚者性必温热。善于走窜，入骨搜风，能引火热之气，自外而出。新汲水调，催生甚捷。

按：龙脑入骨，风病在骨髓者，宜也。若风在血脉肌肉，辄用脑、麝，反引风入骨，如油入面，莫之能出。目不明属虚者，不宜入点。

金樱子味酸、涩，平，无毒。入脾、肾二经。扃钥元精，合闭蛰封藏之本；牢拴仓廪，赞传导变化之权。

金樱子性涩，不利于气。丹溪云：经络隧道，以通畅为和平，昧者喜其涩精而服之，致生别证，自不作靖，咎将谁执？虽然惟无故而服以纵欲则不可。若精滑者服之，何咎之有？

竹叶味苦、甘，寒，无毒。入心、胃二经。清心涤烦热，止嗽化痰涎。

竹茹刮去青皮，用第二层。疏气逆而呕呃与噎膈皆平，清血热而吐衄与崩中咸疗。

竹沥姜汁为使。痰在皮里膜外者，直达以宣通；痰在经络四肢者，屈曲而搜剔；失音不语偏宜，肢体挛蜷决用。

竹种最多，惟大而味甘者为胜，必生长甫及一年者，嫩而有力。竹能损气，故古人以笋为刮肠篦。

竹沥滑肠，脾虚泄泻者勿用。惟痰在皮里、膜外、经络、肢节者相宜，若寒痰、湿痰与食积痰勿用。

吴茱萸味辛，热，有小毒。入脾、胃、肝三经。蓼实为使。恶丹参、滑石、白垩。畏紫石英。开口者良。盐汤泡过，焙干。燥肠胃而止久滑之泻，散阴寒而攻心腹之疼。祛冷胀为独得，疏肝气有偏长。疝疼脚气相宜，开郁杀虫至效。

辛散燥热，独入厥阴有功，脾胃其旁及者也。东垣云：浊阴不降，厥气上逆，甚而胀满，非茱萸不可治也，多用损元气。寇氏曰：下气最速，肠虚人服之愈甚。凡病非寒滞者，勿用。即因寒滞者，亦当酌量虚实，适事为故也。

山茱萸味酸，微温，无毒。入肝、肾二经。蓼实为使。恶桔梗、防风、防己。酒润，去核，微火烘干。补肾助阳事，腰膝之疴不必虑也；闭精缩小便，遗泄之证宁足患乎？月事多而可以止，耳鸣响而还其聪。

四时之令，春气暖而生，秋气凉而杀。万物之性，喜温而恶寒，人身精气，亦赖温暖而后充足。况肾肝居至阴之位，非得温暖之气，则孤阴无以生。

山茱萸正入二经，气温而主补，味酸而主敛，故精气益而腰膝强也。

按：强阳不痿、小便不利者，不宜用。

槟榔 味辛，温，无毒。入胃、大肠二经。忌见火。降至高之气，似石投水；疏后重之急，如骥追风。疟疾与痰癖皆收，脚气与杀虫并选。

足阳明为水谷之海，手阳明为传道之官。二经相为贯输，以运化精微者也。二经病则痰癖、虫积生焉。辛能破滞，苦能杀虫，故主治如上诸证。

按：槟榔坠诸气至于下极，气虚下陷者，所当远避。

栀子 味苦，寒，无毒。入肺经。炒透。治胸中懊侬而眠卧不宁，疏脐下血滞而小便不利。清太阴肺，轻飘而上达；泻三焦火，屈曲而下行。

栀子本非吐药，仲景谓邪气在上，得吐则邪出，所谓高者因而越之也。亦非利小便药，盖肺清则化行，而膀胱津液之腑，奉气化而出矣。

按：大苦大寒，能损胃伐气，虚者忌之。心腹痛不因火者，尤为大戒。世人每用治血，不知血寒则凝,反为败证。治实火之吐血,顺气为先,气行则血自归经;治虚火之吐血,养正为先,气壮则自能摄血。此治疗之大法,不可少违者也。

芜黄 味辛,平,无毒。入肺经。除疳积之要品,杀诸虫之神剂。

幼科取为要药,然久服多服,亦能伤胃。

枳壳 味苦,微寒,无毒。入肺、大肠二经。麸炒。破至高之气,除咳逆停痰;助传导之官,消水留胀满。

枳实 即枳壳之小者。破积有雷厉风行之势,泻痰有冲墙倒壁之威,解伤寒结胸,除心下急痞。

枳壳、枳实,上世未尝分别。自东垣分枳壳治高,枳实治下;海藏分枳壳主气,枳实主血,然究其功用,皆利气也。气利则痰喘止,痞胀消,食积化。人之一身,自飞门以至魄门,三焦相通,一气而已,又何必分上与下、气与血乎?但枳实则性急,枳壳则性缓,为确当耳。

按:枳壳、枳实,专主破气,大损真元。凡气弱脾虚,以致停食痞满,法当补中益气,则食自化,痞自散。若用枳壳、枳实,是抱薪救火矣。胀满因于实邪者可用，若因土虚不能制水，肺虚不能行气而误用之，则祸不旋踵。瘦胎饮用枳壳，为湖阳公主而设，以彼奉养太过，形气肥实，故相宜也。若一概用之，反致气弱而难产。洁古枳术丸用枳实，为积滞者设，积滞去则脾胃自健，故谓之补，非消导之外别有补益也。时医不察虚实，不辨补泻，往往概施，损人真元，为厉不浅。虽以补剂救之，亦难挽其刻削之害，世人多蹈此弊，故特表以为戒。

厚朴 味苦、辛，大温，无毒。入脾、胃二经。干姜为使。恶泽泻、硝石、寒水石。忌豆。色紫、味辛者良。刮去粗皮，切片，姜汁炒。辛能散风邪，温可解寒气。下气消痰，去实满而宽膨；温胃和中，调胸腹而止痛。吐利交资，惊烦共主。

温热之性，长于散结去满，温胃暖脾，故主食停、痰滞、胀痛、吐利等证。然但可施于元气未虚，邪气方盛，或客寒犯胃，湿气侵脾。若脾虚之人，虽有如上诸证，切勿沾唇。或一时未见其害，而清纯冲和之气，潜伤默耗矣。可不谨诸？

茶叶 味甘、苦，微寒，无毒。入心、肺二经。畏威灵仙、土茯苓，恶榧子。消食下痰气，止渴醒睡眠。解炙煿之毒，消痔瘘之疮。善利小便，颇疗头疼。

禀土之清气，兼得春初生发之意，故其所主，皆以清肃为功。然以味甘不涩，气芬如兰，色白如玉者为良。茶禀天地至清之气，产于瘠砂之间，专感云露之滋培，不受纤尘之滓秽，故能清心涤肠胃，为清贵之品。昔人多言其苦寒不利脾胃，及多食发黄消瘦之说，此皆语其粗恶苦涩者耳。故入药须择上品，方有利益。

猪苓 味甘、淡，平，无毒。入肾、膀胱二经。去皮。分消水肿，淡渗湿痰。

猪苓感枫根之余气而成，利水诸药，无如此驶。

按：寇宗奭曰：多服猪苓，损肾昏目。洁古云：淡渗、燥亡津液，无湿证者勿服。

乌药 味辛，温，无毒。入胃、膀胱二经。主膀胱冷气攻冲，疗胸腹积停为痛。天行疫瘴宜投，鬼犯蛊伤莫废。

辛温芳馥，为下气温中要药。

按：气虚及血虚内热者勿用。

海桐皮味苦，平，无毒。入脾、胃二经。除风湿之害，理腰膝之疼。可涂疥癣，亦治牙虫。

按：腰膝痛非风湿者不宜用。治癣治牙，须与他药同行。

大腹皮味苦，微温，无毒。入脾、胃二经。开心腹之气，逐皮肤之水。

主用与槟榔相仿，但力少缓耳。鸩鸟多集大腹树上，宜以大豆汁多洗，令黑汁去尽，火焙用。

按：病涉虚者勿用。

合欢味甘，平，无毒。入心、脾二经。安和五脏，欢乐忘忧。

心为君主之官，土为万物之母，二脏调和则五脏自安，神明自畅。嵇康《养生论》云：合欢蠲忿。正谓此也。一名夜合。

五倍子味苦、酸、涩，平，无毒。入肺、胃二经。敛肺化痰，故止嗽有效；散热生津，故止渴相宜。上下之血皆止，阴阳之汗咸瘳。泻痢久而能断，肿毒发而能消。糁口疮，须臾可食，洗脱肛，顷刻能收。染须发之白，治目烂之痾。

按：五倍子性燥急而专收敛，咳嗽由于风寒者忌之，泻痢非虚脱者忌之，咳嗽由于肺火实者忌之。误服反致壅满，以其收敛太骤，火气无从泄越耳。

天竺黄 味甘，寒，无毒。入心经。祛痰解风热，镇心安五脏。大人中风不语，小儿天吊惊痫。

竹之津气结成，与竹沥功用相仿，故清热养心，豁痰利窍。久用亦能寒中。产于天竺国。

密蒙花 味甘，平，无毒。入肝经。酒润，焙。养营和血，退翳开光。大人眦泪羞明，小儿痘疮攻眼。

独入东方，为涤热和营之用，故治目之外，无他长也。

巴豆 味辛，热，有大毒。入肺、脾、胃、大、小肠五经。芫花为使，畏大黄、黄连、芦笋、菰笋、酱豆、冷水。恶蘘草，反牵牛。去心及膜，火焙，研细，去油用。荡五脏，涤六腑，几于煎肠刮胃；攻坚积，破痰癖，直可斩关夺门。气血与食一攻而殆尽，痰虫及水倾倒而无遗。胎儿立堕，疗毒旋抽。

生于盛夏之令，成于秋金之月，故味辛气温，得刚猛火烈之用，荡涤一切有形之物。

按：元素曰：巴豆不可轻用，郁滞虽开，真阴随损，以少许着肌肤，须臾发泡，况肠胃柔薄之质，无论下后耗损真阴，即脏腑被其熏灼，能无溃烂之患耶？万不得已，亦须炒热去油，入少许即止，不得多用。

蜀椒 味辛，性热，有毒。入肺、脾、肾三经。杏仁为使。畏款冬花、防风、附子、雄黄。闭口者害人。温脾土而击三焦之冷滞，补元阳而荡六腑之沉寒。饮癖气瘕和水肿，屡建奇功；杀虫止呕及肠虚，恒收速效。通血脉则痿痹消除，行肢节则机关健运。椒目善消水肿，可塞耳聋。

椒禀纯阳之气，乃除寒湿，散风邪，温脾胃，暖命门之圣药。

按：命门火衰、中气寒冷者宜之。若阴虚火旺之人，在所大忌。

胡椒 味辛，大热，有毒。入胃、大肠二经。温中下气，消风去痰。

忌与川椒同用，荜澄茄即胡椒之大者，乃一类两种，亦易僭上。

橡斗子 味苦，温，无毒。入脾、胃二经。固精颇效，止痢称奇。

按：新痢起，湿热甚者忌服。

木鳖子 味甘，温，有毒。散血热，除痈毒，止腰痛，生肌肉。

有毒之品，但宜外用，勿轻内服。番木鳖形较小而色白味苦，主咽喉痹痛；气血虚，肠胃滑者，大戒。

水杨叶 味苦，平，无毒。止久痢而多功，浴痘疮而起发。

生于涯溪之旁，得水土之气偏多，能散湿热，故久痢需之。痘疮顶陷，浆滞不行，或风寒所阻者，宜水杨枝叶，无叶用嫩枝五斤，流水一釜，煎汤温浴。如冷，添汤，良久照见累起有晕丝者，浆行也。如不满，再浴之。虚者只洗头面手足，屡浴不起者，死。初出及痒塌者，皆不可浴，若内服助气血药，其效更速。此方有燮理之妙，盖黄钟一动，而蛰虫启户；东风一吹，而坚冰解腹之义也。

柞木皮 味苦，平，无毒。催生圣药，黄疸奇方。

下行利窍，故黄疸与产家用之。

棕榈皮味苦、涩，平，无毒。吐血、鼻红、肠毒病，十全奇效；崩中、带下、赤白痢，一匕神功。

性涩，故止血有功，然惟血去已多，滑而不止者，宜之。若早服，恐停瘀为害。火炒烟尽，存性，窨地上，出火毒。

川槿皮味苦，平，无毒。止肠风与久痢，擦顽癣及虫疮。

肉厚而色红者真，不宜多服。

皂荚味辛、咸，温，有小毒。入肺、肝、胃三经。柏子为使，恶麦门冬。畏人参、苦参。刮去粗皮及弦与子，酥炙用。开窍通关，宣壅导滞。搜风逐痰，驱邪杀鬼。

性极尖利，无闭不开，无坚不破，中风伤寒门，赖为济急之神丹。若类中风、由于阴虚者，禁之。孕妇亦禁。

皂荚子，去皮，水浸软，煮糖渍食之，治大肠虚秘，瘰病恶疮。

皂荚刺，功用与皂荚同，第其锐利，能直达疮所，为痈疽、妒乳、疗肿未溃之神药。米醋熬嫩刺，涂癣有效。痈疽已溃者勿服。孕妇亦忌。

诃黎勒味苦，温，无毒。入肺、大肠二经。蒸，去核，焙。固肠而泄痢咸安，敛肺而喘嗽俱止。利咽喉而通津液，下食积而除胀满。

按：其主用，皆温涩收敛之功，若肺有实热，泻痢因湿热，气喘因火冲，法咸忌之。

楝实味苦，寒，有毒。入脾、肺二经。杀三虫，利小便。

根微寒。杀诸虫，通大便。

大寒极苦，若脾胃虚寒者大忌。

樗白皮味苦、涩，寒，有小毒。东引者良。醋炙之。涩血止泻痢，杀虫收产肠。

苦寒之性，虚寒者禁用，肾家真阴虚者亦忌之，以其徒燥耳。止入丸用，不入汤煎。

椿白皮主用相仿，力稍逊之。

郁李仁味酸，平，无毒。入脾、大肠二经。汤浸去皮，研如膏。润达幽门，而关格有转输之妙；宣通水腑，而肿胀无壅遏之嗟。

性专降下，善导大肠燥结，利周身水气。然下后令人津液亏损，燥结愈甚，乃治标救急之药，津液不足者，慎勿轻服。

雷丸味苦，寒，有小毒。入胃经。荔实、厚朴、蓄根、芫花为使。恶葛根。酒蒸。杀脏腑之诸虫，除婴儿之百病。

雷丸乃竹之余气，得霹雳而生，故名雷丸。杀虫之外无他长，久服令人阴痿。

苏木味甘、咸，平，无毒。入心、肝、脾三经。宣表里之风邪，除新旧之瘀血。

苏木理血，与红花同功，少用和血，多用即破血也。其治风者，所谓治风先治血，血行风自灭也。

没石子味苦，温，无毒。入肾经。忌铜铁器。用浆水于砂盆中研，焙干，再研，如乌犀色。益血生精，染须发而还少；强阴治痿，助阳事以生男。涩精止遗淋，固肠医泄痢。

禀春生之气，兼金水之性。春为发生之令，故有功于种玉；金主收肃之用，故有功于止涩。然亦不宜独用多用也。

木瓜味酸，温，无毒。入肝经。忌铁。去瓤。筋急者，得之即舒；筋缓者，遇之即利。湿痹可以兼攻，脚气惟兹最要。

得东方之酸，故入厥阴治筋，非他药所能俦匹。转筋时，但念"木瓜"二字数十声，立效。东垣云：气脱能收，气滞能和，故于筋急、筋缓，两相宜耳。

按：孟诜云：多食损齿及骨。《素问》所谓阴之所生，本在五味；阴之五宫，伤在五味。五味太过，则有增胜之忧也。

果部

莲子 <small>味甘，平，无毒，入心、脾、肾三经。泡去皮、心，炒。</small>心肾交而君相之火邪俱靖，肠胃厚而泻痢之滑脱均收。频用能涩精，多服令人喜。

莲藕 <small>味甘，平，入心、脾二经。忌铁。</small>生用则涤热除烦，散瘀而还为新血；熟用则补中和胃，消食而变化精微。

莲花须 <small>味甘、涩，温，无毒。入心、肾二经。忌地黄、葱、蒜。</small>清心而诸窍之出血可止，固肾而丹田之精气无遗。须发变黑。泻痢能除。

莲子，脾家果也，久服益人。石莲子乃九月经

霜后坚黑如石，堕水入泥者。今肆中石莲子，其味
大苦，产广中树上，不宜入药。

藕性带涩，止血有功，产家忌生冷。惟藕不忌，
为能祛瘀故也。

莲须温而不热，血家、泻家尊为上剂。

莲房固精涩肠，但不宜多服。

莲叶可助胃消食，**莲蒂**治雷头风，取其有震仰
盂之象，类从之义也。

橘皮味辛，温，无毒。入肺、脾二经。广中者最佳，福建
者力薄，浙产便恶劣矣。陈久愈佳。去蒂及浮膜，晒干。**止嗽
定呕**，颇有中和之妙；清痰理气，却无峻烈之嫌。
留白者补胃偏宜，去白者疏通专掌。

苦能泄气，又能燥湿，辛能散气，温能和气；
同补药则补，同泻药则泻，同升药则升，同降药则
降。夫脾乃元气之母，肺乃摄气之籥，故独入两经。
气虽中和，然单服久服，亦损真元。橘皮下气消痰，
橘肉生痰聚气，一物也，而相反如此。

青皮即橘之小者。麸炒。破滞气，愈陈愈效，削坚
积，愈下愈良。引诸药至厥阴之分，下饮食入太阴

之仓。

青皮兼能发汗，性颇猛锐，不宜多用。如人年少壮，未免躁暴，及长大而为橘皮，如人至老年，烈性渐减。经久而为陈皮，则多历寒暑而躁气全消也。核主膀胱疝气，一味为末，酒服五钱。叶主肺痈、乳痈，绞汁饮之。

香橼 味苦，温，无毒。入肺、脾二经。年久者良。去白，炒。理上焦之气，止呕宜求；进中州之食，健脾宜简。

性虽中和，单用多用，亦损正气，脾虚者须与参、术并行，乃有相成之益耳。

大枣 味甘，平，无毒。入脾经。坚实肥大者佳。调和脾胃，具生津止泻之功；润养肺经，操助脉强神之用。

《经》言：枣为脾果，脾病宜食之。又曰：脾病人，毋多食甘，毋乃相戾耶？不知言宜食者，指不足之脾也，如脾虚泄泻之类；毋多食者，指有余之脾也，如中满肿胀之类。凡用药者，能随其虚实而变通之，虽寻常品味，必获神功；苟执而泥之，虽有良剂，莫展其长，故学者以格致为亟也。

按：枣虽补中，然味过于甘，中满者忌之。小儿疳病及齿痛痰热之人，俱不宜食，生者尤为不利。**红枣**功用相仿，差不及耳。

芡实味甘，平，无毒。入脾、肾二经。补肾固精而遗浊有赖，益脾养气而泄泻无虞。

禀水土之气以生，独于脾肾得力，小儿不宜多食者，以其难消也。

乌梅味酸，平，无毒。入肺、脾二经。定嗽定渴，皆由敛肺之勋；止血止利，尽是固肠之力。清音去痰涩，安蛔理烦热，蚀恶肉而至速，消酒毒以清神。

白梅即霜梅也。牙关紧闭，擦龈涎出便能开；刀箭伤肤，研烂敷之血即止。

乌梅、白梅，皆以酸收为功，疽愈后有肉突起，乌梅烧敷，一日减半，两日而平，真奇方也。夫梅生于春，曲直作酸，病有当发散者，大忌酸收，误食必为害。若过食而齿齼者，嚼胡桃肉解之。

柿味甘，寒，无毒。入肺、脾二经。润肺止咳嗽，清胃理焦烦。**干柿**，能厚肠而止泄，主反胃与下血。**柿霜**，清心而退热生津，润肺而化痰止嗽。

三者主用，大同小异。总之肃清上焦火邪，兼有益脾之功也。有人三世死于反胃，至孙得一方，用柿饼同干饭食之，绝不用水，亦勿以他药杂之，旬日而愈。

按：柿性颇寒，肺经无火，及风寒作嗽者、冷痢滑泄者忌之。不宜与蟹同食，令人腹痛作泻。

荸荠味甘，寒，无毒。益气而消食，除热以生津。腹满须用，下血宜尝。

同胡桃食，能化铜物为乌有。一味为末，能辟蛊毒。

按：孟诜云：有冷气人勿食，多食令人患脚气，孕妇忌之。

枇杷叶味苦，平，无毒。入肺、胃二经。刷去背上毛。治胃病，姜汁涂炙；治肺病，蜜水涂炙。走阳明则止呕下气，入太阴则定咳消痰。

长于降气，气降则火清痰顺。但去毛不净，射入肺中，作咳难疗。

按：胃寒呕吐及风寒咳嗽者忌之。

甘蔗味甘，平，无毒。入肺、胃二经。和中而下逆气，助脾而利大肠。

禀地之冲气，故味甘性平。甘为稼穑之化，故和中助脾，亦能除热止渴，治噎膈，解酒毒。

按：世人误以蔗为性热，不知其甘寒泻火。王摩诘诗云：饱食不须愁内热，大官还有蔗浆寒。盖详于本草者耶。惟胃寒呕吐，中满滑泻者忌之。

白砂糖味甘，寒，无毒。入脾经。生津解渴，除咳消痰。中满者禁用。

红砂糖味甘，寒，无毒。功用与白者相仿，和血乃红者独长。红、白二种，皆蔗汁煎成。

多食能损齿生虫，作汤下小儿丸散者，误矣。

桃仁味苦、甘，平，无毒。入肝、大肠二经。香附为使。泡去皮尖，炒。勿用双仁者。破诸经之血瘀，润大肠之血燥。肌有血凝而燥痒堪除，热入血室而谵言可止。

苦重于甘，气薄味厚，沉而下降，为阴中之阳。苦以推陈，甘以生新，故血疾恒需之。桃为五木之精，故能辟邪杀鬼，亦可杀虫。**桃枭**是桃实在树，经冬不落者，正月采之，主辟邪祛祟。

按：桃仁破血，血瘀者相宜，若用之不当，大伤阴气。

杏仁味苦、甘，温，有毒。入肺、大肠二经。恶黄芩、黄芪、葛根，畏蘘草。泡去皮尖，焙。双仁者勿用。散上焦之风，除心下之热。利胸中气逆而喘嗽，润大肠气闭而难通。解锡毒有效，消狗肉如神。

杏仁性温，散肺经风寒滞气，殊效。

按：阴虚咳嗽者忌之，双仁者能杀人，有毒盖指此耳。

梨味甘、酸，寒，无毒。入心、肝、脾三经。外宣风气，内涤狂烦。消痰有灵，醒酒最验。

人知其清火消痰，不知其散风之妙。生之，可清六腑之热；熟之，可滋五脏之阴。

按：丹溪云：梨者，利也，流利下行之谓也，脾虚泄泻者禁之。

橄榄味酸、涩、甘，平，无毒。入胃经。清咽喉而止渴，厚肠胃而止泻。消酒称奇，解毒更异。

迹其主用，约与诃黎勒相同。误中河豚毒，惟橄榄煮汁，服之可解；诸鱼骨鲠，嚼橄榄汁咽之，如无橄榄，即以**橄榄核**研末，急流水调服亦效。

胡桃味甘，平，无毒。入肺、肾二经。佐补骨而治痿强阴，兼胡粉而拔白变黑。久服润肠胃，恒用悦肌肤。

三焦者，元气之别使；命门者，三焦之本原，盖一原一委也。命门指所居之腑而名，乃藏精系胞之物。三焦指分治之部而名，乃出纳熟腐之司。一以体名，一以用名。在两肾之间，上通心肺，为生命之原，相火之主。《灵枢》已详言，而扁鹊不知原委体用之分，以右肾为命门，以三焦为有名无状，承讹至今，莫之能正也。胡桃仁颇类其状，而外之皮汁皆黑，故入北方，通命门，命门即通，则三焦利，故上通于肺耳。一幼儿痰喘，五日不乳，其母梦观音授方，令服人参、胡桃汤数口，喘即定。明日，去胡桃衣，喘复作，仍连皮服，遂愈。盖皮有敛肺之功也。但用一味，空腹时连皮食之，最能固精。

按：肺有痰热，命门火炽者勿服。

龙眼味甘，平，无毒。入心、脾二经。补心虚而长智，悦胃气以培脾。除健忘与怔忡，能安神而熟寐。

不热不寒，和平可贵，别名益智者，为其助心生智也。归脾汤用为向导者，五味入口，甘先归脾也。道家用龙眼肉，细嚼千余，待满口津生，和津汩汩而咽，此即服玉泉之法也。

山楂味酸，平，无毒。入脾、胃二经。去核。消肉食之积，行乳食之停。疝气为殃，茴香佐之而取效；儿枕作痛，砂糖调服以成功。发小儿痘疹，理下血肠风。

善去腥膻、油腻之积，与麦芽之消谷积者不同也。核主催生、疝气。

按：胃中无积，及脾虚恶食者忌服。

榧子味甘，平，无毒。入肺经。反绿豆。杀百种之虫，手到而瘥；疗五般之痔，频尝则愈。消谷食而治咳，助筋骨而壮阳。

东坡诗云：驱除三彭虫，已我心腹疾。指其杀虫也。不问何虫，但空腹食榧子二十一枚，七日而虫下，轻者两日即下矣。

按：丹溪云：榧子，肺家果也。多食则引火入肺、大肠受伤。

石榴皮味酸、涩，温，无毒。入肝、脾、肾三经。泻痢

久而肠虚，崩带多而欲脱。水煎服而下蛔，汁点目
而止泪。

按：榴味酸涩，故入断下崩中之剂。若服之太
早，反为害也。

谷部

胡麻 味甘，平，无毒。入肝、脾、肾三经。其色如酱，其
状如虱。九蒸，晒。养血润肠，燥结焦烦诚易退；补中
益气，风淫瘫痪岂难除？坚筋骨，明耳目，轻身不
老；长肌肤，填髓脑，辟谷延年。

补阴是其本职。又去风者，所谓治风先治血，
血行风自灭也。李廷飞云：风病人久服，步履端正，
语言不謇。神农收为上品，《仙经》载其功能，洵奇
物也。但服之令人肠滑，得白术并行为胜。

麻仁 味甘，平，无毒。入脾、胃二经。畏牡蛎、白薇、茯
苓。绢包置沸汤中，至冷取出，悬井中一夜，勿着水，曝干。新
瓦上挼去壳。润五脏，通大肠。宣风利关节，催生疗
产难。

刘完素曰：麻仁，木谷也，而治风，同气相求

也。陈士良云：多食损血脉，滑精气，痿阳事；妇人多食，即发带疾，以其滑利下行，走而不守也。

麻油味甘，微寒，无毒。熟者利大肠，下胞衣；生者摩疮肿，生秃发。

生者过食，能发冷利，脾虚作泻者忌之。熬熟不可经宿，经宿即助热动气也。

饴糖味甘，温，无毒。入脾经。止嗽化痰，《千金方》每嘉神效；脾虚腹痛，建中汤屡奏奇功。瘀血熬焦和酒服，肠鸣须用水煎尝。

按：饴糖虽能补脾润肺，然过用之，反能动火生痰。凡中满、吐逆、酒病、牙疳，咸忌之。肾病尤不可服。

黑豆味甘，平，无毒。入肾经。活血散风，除热解毒。能消水肿，可稀痘疮。

婴儿十岁以下者，炒豆与猪肉同食，壅气至死，十有八九。凡服蓖麻子，忌炒豆，犯之胀死。服厚朴者亦忌之，最能动气故也。

赤小豆味甘、酸，平，无毒，入心、小肠二经。利水去虫，一味磨吞决效；散血排脓，研末醋敷神良。止渴行津液，清气涤烦蒸。通乳汁，下胞衣，产科要矣；除痢疾，止呕吐，脾胃宜之。

赤豆，心之谷也，其性下行，入阴分，通小肠，治有形之病。消瘀散肿，虽溃烂几绝者，为末敷之，无不立效。

按：久服赤豆，令人枯燥，肌瘦、身重，以其行降令太过也。

绿豆 味甘，寒。入肝经。反榧子，壳恶鲤鱼。解热毒而止渴，去浮风而润肤。利小便以治胀，厚肠胃以和脾。

绿豆属木，通于厥阴，解毒之功，过于赤豆。但功在绿皮，若去壳，即壅气矣。

按：胃寒者，不宜食。

扁豆 味甘，温，无毒。入脾经。去皮，炒。补脾胃而止吐泻，疗霍乱而清湿热。解诸毒大良，治带下颇验。

色黄味甘，得乎中和，脾之谷也，能化清降浊，故有消暑之用。皮如粟色者，不可入药。

按：伤寒邪炽者，禁用。

淡豆豉 味甘、苦，寒，无毒。入肺、脾二经。解肌发汗，头痛与寒热同除；下气清烦，满闷与温瘴并妙。疫气、瘴气，皆可用也；痢疾、疟疾，无不宜之。

豆经蒸窨，能升能散。得葱则发汗，得盐则止吐，得酒则治风，得薤则治痢，得蒜则治血，炒熟又能止汗，亦要药也。造豆豉法：黑豆一斗，六月间水浸一宿，蒸熟，摊芦席上，微温，蒿覆五六日后，黄衣遍满为度，不可太过。取晒，簸净，水拌得中，筑实瓮中，桑叶盖厚三寸，泥固，取出晒半日，又入瓮。如是七次，再蒸曝干。

按：伤寒直中三阴，与传入阴经者勿用。热结胸烦闷，宜下不宜汗，亦忌之。

麦芽 味甘、咸，温，无毒。入胃经。炒黄，去芒，留芽用。熟腐五谷，消导而无停；运行三焦，宣通而不滞。疗腹鸣与痰饮，亦催生而堕胎。

古人惟取矿麦为芽，今人多用大麦者，非也。以谷消谷，有类从之义，无推荡之峻，胃虚停谷食者宜之。然有积化积，无积消肾气，堕胎。

神曲 味甘、辛，温，无毒，入胃经。研细，炒黄。陈久者良。健脾消谷，食停腹痛无虞；下气行痰，泄痢胃翻有藕。

五月五日，或六月六日，以白面百斤，青蒿、苍耳、野蓼各取自然汁六大碗，赤小豆、杏仁泥各三升，以配白虎、青龙、朱雀、玄武、勾陈、腾蛇，用诸汁和面、豆、杏仁，布包作饼，楮叶包窨，如造酱黄法，待生黄衣，曝干收之。

按：脾阴虚，胃火盛者勿用，能损胎孕。

谷芽味甘、苦，温，无毒。消食与麦芽同等，温中乃谷芽偏长。

味甘气和，具生化之性，故为消食健脾，开胃和中之要药。

酒味苦、甘、辛，热，有毒。入肺、胃二经。通血脉而破结，厚肠胃而润肌；宣心气以忘忧，助胆经以发怒。善行药势，可御风寒。

少饮则和血行气，壮神消愁；过饮则损胃耗血，生痰动火。故夫沉湎无度，醉以为常者，轻则致疾，重则亡身。此大禹所以疏仪狄，周公所以著《酒诰》也。

烧酒散寒破结，损人尤甚。

醋味酸，温，无毒。入肝经。浇红炭而闻气，产妇房中常起死；涂痈疽而外治，疮科方内屡回生。消心腹之疼，癥积尽破；杀鱼肉之毒，日用恒宜。

藏器曰：多食损筋骨，损胃，损颜色。

罂粟壳味酸、涩，温，无毒，入肾经。水洗，去蒂，去顶，去穰，醋炒透。止泻痢而收脱肛，涩精气而固遗泄。劫虚痨之嗽，摄小便之多。

酸收太紧，令人呕逆，且兜积滞，反成痼疾。若醋制而与参术同行，可无妨食之害。

按：风寒作嗽，泻痢新起者勿用。

菜部

瓜蒂味苦，寒，有小毒。入胃经。理上脘之疴，或水停，或食积，总堪平治；去胸中之邪，或痞硬，或懊忱，咸致安宁。水泛皮中，得吐而痊，湿家头痛，嗜鼻而愈。

极苦而性上涌，能去上焦之病，高者因而越之是也。

按：瓜蒂最能损胃伤血，耗气夺神，上部无实邪者，切勿轻投。

白芥子味辛，热，无毒。入肺经。解肌发汗，利气疏痰。温中而冷滞冰消，辟邪而祟魔远遁。酒服而反胃宜痊，醋涂而痈毒可散。

痰在胁下，及皮里膜外者，非白芥子不能达。煎汤不可太熟，使减力量。

按：肺经有热，阴虚火亢者勿服。茎叶动风、动气，有疮疡、痔疾、便血者俱忌。

莱菔子味辛，温，无毒。下气定喘，消食除膨。生研堪吐风痰，醋调能消毒肿。

丹溪云：莱菔子治痰，有推墙倒壁之功。表其性烈也。

按：虚弱人服之，气浅难布息。

干姜味辛，热，无毒。入肺、脾二经。破血消痰，腹痛胃翻均可服；温中下气，癥瘕积胀悉皆除。开胃扶脾，消食去滞。生行则发汗有灵，炮黑则止血颇验。

干姜本辛，炮之则苦，守而不移，非若附子行而不止也。其止血者，盖血虚则热，热则妄行，炒黑则能引补血药入阴分，血得补则阴生热退，且黑为水色，故血不妄行也。然血寒者可多用，血热者不过用三四分，为向导而已。

按：姜味大辛；辛能僭上，亦能散气走血，久服损阴伤目，凡阴虚有热者勿服。

生姜味辛，热，无毒。入肺、胃二经。要热去皮，要冷留皮。生能发表，熟可温中。开胃有奇功，止呕为圣剂。气胀腹疼俱妙，痰凝血滞皆良。刮下**姜皮**，胀家必用。

凡中风、中暑、中气、中毒、中恶、霍乱，一切卒暴之症，用姜汁和童便服之。姜汁能开痰，童便能降火也。古方以姜茶治痢，热痢留皮，冷痢去皮，大妙。忌服同干姜。

葱白味辛，平。入肺、胃二经。忌枣、蜜、犬、雉肉。通中发汗，头疼风湿总蠲除；利便开关，脚气奔豚通解散。跌打金疮出血，砂糖研敷；气停虫积为殃，铅粉丸吞。专攻喉痹，亦可安胎。

葱味最辛，肺之药也，故解散之用居多。

按：多食葱，令人神昏发落、虚气上冲。

大蒜味辛，温，有毒。入脾、肾二经。忌蜜。消谷化食，辟鬼驱邪。破痃癖多功，灸恶疮必效。捣贴胸前，痞格资外攻之益；研涂足底，火热有下引之奇。

大蒜用最多，功至捷，外涂皮肉，发疱作疼，则其入肠胃而搜刮，概可见矣。

按：性热气臭，凡虚弱有热之人，切勿沾唇，即宜用者，亦勿过用，生痰动火，损目耗血，谨之！

韭味辛，温，无毒。固精气，暖腰膝，强肾之功也；止泻痢，散逆冷，温脾之力欤！消一切瘀血，疗喉间噎气。

韭子固精生精，助阳止带。

古方用韭，专治瘀血，盖酸入肝，辛能散，温能下也。多食神昏目暗。

金石部

金箔味辛，平，有毒。安镇灵台，神魂免于飘荡；辟除恶祟，脏腑搜其伏邪。

禀西方之质，为五金之主，最能制木，故中风、惊痫皆需之。**银箔**功用相仿。

按：金有大毒，磨屑顿服，不过三钱而毙，岂可多服乎？催生者用之。

自然铜味辛，平，无毒。续筋接骨，折伤者依然复旧；消瘀破滞，疼痛者倏尔消除。

按：自然铜，虽有神用，颇能损人，不可过用。

铜青味辛、酸，无毒。女科理血气之痛，眼科主风热之疼，内科吐风痰之聚，外科止金疮之血。杀虫有效，痔证亦宜。

色青入肝，专主东方之证，然服之损血。

黄丹味辛，寒，无毒。止痛生肌，宜于外敷；镇心安魄，可作丸吞。坠痰杀虫，截疟止痢。

按：黄丹乃炒铅所作，味性沉阴，过服损阳气。

密陀僧味辛，平，有小毒。色如金者良。镇心主，灭瘢点。五痔金疮同借重，疟家痢证共寻求。

即煎银炉底，感银铅之气而成，其性重坠，故镇心下痰，须水飞用，食之令人寒中。

紫石英味甘，温，无毒。畏扁豆、附子，恶黄连。火煅，醋淬，水飞。上通君主，镇方寸之靡宁；下达将军，治胎宫而有孕。

紫石英，南方之色，故功在血分，火热者忌之。

朱砂 味甘，寒，有毒。入心经。恶磁石，畏碱水，忌一切血。水飞。镇心而定癫狂，辟邪而杀鬼祟。解胎热痘毒，疗目痛牙疼。

色赤应离，为心经主药。独用多用，令人呆闷。**水银** 即朱砂之液，杀虫虱有功，下死胎必用。渗入肉内，使人筋挛。若近男阳，阳痿无气，惟以赤金系患处，水银自出。杨梅疮服轻粉，毒潜骨髓，毒发杀人。**轻粉** 主杀虫生肌。

雄黄 味苦，平，有毒。研细，水飞。杨梅疔毒，疥癣痔疡，遵法搽敷力不小；血瘀风淫，鬼干尸疰，依方制服效偏奇。化痰涎之积，涂蛇虺之伤。

独入厥阴，为诸疮杀毒之药，亦能化血为水。

石膏 味辛，寒，无毒。入肺、胃二经。鸡子为使，恶莽草、巴豆，畏铁。营卫伤于风寒，青龙收佐使之勋；相付因于火热，白虎定为君之剂。头疼、齿痛、肌肤热，入胃而搜逐；消渴、阳狂、逆气起，入肺以驱除。

气味俱薄，体重而沉。少壮火热之人，功如反掌；老弱虚寒之人，祸不旋踵。东垣云：立夏前服白虎汤，令人小便不禁，降令太过也。极能寒胃，使人肠滑不能食，非有大热者，切勿轻投。

滑石 味甘、淡，寒，无毒。入胃、膀胱二经。利小便，行积滞。宣九窍之闭，通六腑之结。

滑石利窍，不独小便也。上能利毛窍，下能利精窍。盖甘淡先入胃家，上输于肺，下通膀胱。肺主皮毛，为水上源。膀胱司津液，气化则能出。故上则发表，下则利水，为荡热燥湿之剂。

按：多服使人精滑。脾虚下陷者禁之。

赤石脂 味酸、辛，大温，无毒。入心、胃、大肠三经。畏芫花，恶大黄、松脂。煅，水飞。主生肌长肉，可理痈疡；疗崩漏脱肛，能除肠澼。

按：石脂固涩，新痢家忌用。

炉甘石 味甘，温。煅，水飞。散风热而肿消，祛痰气而翳退。

金银之气所结，为眼科要药。

钟乳石 味甘，热，有毒。蛇床为使。恶牡丹、牡蒙。畏紫石英，忌羊血。反人参、白术。入银器，煮水，减即添，煮三日夜，色变黄白，换水再煮，色清不变，毒去尽矣。水飞过，再研半日。益精壮阳，下焦之虚弱堪珍；止嗽解渴，上部之虚寒宜宝。

其气慓悍，令阳气暴充，饮食倍进，昧者得此肆淫，则精竭火炎，发为痈疽淋浊，岂钟乳之罪耶？大抵命门火衰者相宜。不尔，便有害矣。

海石 味咸，平，无毒。入肺经。清金降火，止浊治淋。积块老痰逢便化，瘿瘤结核遇旋消。

海石乃水沫结成，体质轻飘，肺之象也；气味咸寒，润下之用也。故治证如上。

按：多服损人气血。

阳起石 味咸，温，无毒。入肾经。螺蛳为使，恶泽泻、桂、雷丸、蛇蜕。畏菟丝子，忌羊血。火煅，酒淬七次，水飞。固精而壮元阳，益气而止崩带。

此石产处，冬不积雪，其热可知。云头雨脚鹭鸶毛，轻松如狼牙者佳。非命门火衰者勿用。

磁石 味辛，温，无毒。入肾经。柴胡为使，恶牡丹皮、莽草。畏石脂。火煅，醋淬，水飞。治肾虚之恐怯，镇心脏之怔忡。

镇心益肾，故磁朱丸用之。可暂用，不可久也。

青礞石味咸，平，入肝经。火煅，水飞。化顽痰癖结，行食积停留。

痰见青礞，即化为水。脾虚者大忌。

花蕊石味酸，平，无毒。火煅，水飞。止吐衄如神，消瘀血为水。

血见花蕊石，即化为水，过用损血，不可不谨。

食盐味咸，寒，无毒，入肾经。擦齿而止痛，洗目而去风。二便闭结，纳导随通；心腹烦疼，服吐即愈。治疝与辟邪有益，痰停与霍乱无妨。

润下作咸，咸走肾。喘嗽、水胀、消渴，大忌食盐，或引痰生，或凝血脉，或助水邪，多食损颜色，伤筋力。故西北人不耐咸，少病多寿；东南人嗜咸，少寿多病。

青盐功用相同，入肝散风。

朴硝味辛、咸、酸，寒，无毒。入胃、大肠二经。破血攻痰，消食解热。法制**玄明粉**，功缓力稍轻，明目清燥，推陈致新。

朴硝在下，最粗而浊，**芒硝**在上，其质稍清；

玄明再经煎炼，尤为精粹。方士滥夸玄明粉却病永年，不根之说也。若施之于有虚无火之人，及阴毒沉寒之证，杀人惨于刀剑矣。

蓬砂味苦、辛，寒，无毒。入肺经。退障除昏开噎肉，消痰止嗽且生津。癥瘕噎膈俱瘥，鲠家骨哽通宜。

性能柔五金，则消克可知，但疗有余，难医不足。虚痨证中，非所宜也。

硫黄味酸，大热，有毒。入心、肾二经。畏细辛、朴硝、铁、醋。用莱菔剜空，入硫合定，糠火煨熟，紫背浮萍同煮，皂角汤淘去黑浆。壮阳坚筋骨，阴气全消；杀虫燥寒湿，疮疥尽扫。老年风秘，君半夏而立通；泄痢虚寒，佐蜡矾而速止。艾汤投一匕，阴毒回春；温酒送三丸，沉寒再造。

秉纯阳之精，能补君火，可救颠危。乌须黑发，真可引年。然须制炼得宜，淫房断绝者能之，一有不当，贻祸匪轻。

白矾味酸、涩，寒，无毒。入肺、脾二经。甘草为使。恶牡蛎、麻黄。消痰止利，涤热祛风。收脱肛阴挺，理疥癣湿淫。

矾之用有四：吐风热痰涎，取其酸苦涌泄也；诸血、脱肛、阴挺、疮疡，取其酸涩而收也；治风痰、泄痢、崩带，取其收而燥湿也；喉痹、痈疽、蛇伤、蛊毒，取其解毒也。多服伤骨、损心肺。

土部

伏龙肝_{味辛，温，无毒。}女人崩中带下，丈夫尿血遗精。

即灶心黄土，祛湿有专长。

墨_{味辛，温，无毒。烧红，研细。}止血以苦酒送下，消痈用猪胆调涂。

墨者，北方之色；血者，南方之色。止血者，火见水而伏也。内有鹿角胶，非煅红不可用。

百草霜_{辛，温，无毒。}清咽治痢，解热定血。

黑奴丸用以疗阳毒发狂，亦从治之义也。

人部

发_{味苦，温，无毒，入心、肝、肾三经。}祛瘀血，补真阴。父发与鸡子同煎，免婴儿惊悸；已发与川椒共煅，令本体乌头。吐血、衄红取效，肠风、崩带宜求。

发者，血之余也，故于血证多功。入罐中，盐泥固济，煅存性。

牙齿味咸，热，有毒。入肾经。火煅，水飞。痘疮倒靥，麝加少许酒调吞；痈乳难穿，酥拌贴之旋发溃。内托阴疽不起，外敷恶漏多脓。

齿者，骨之余也，得阳刚之性，痘家劫剂也。若伏毒在心，昏冒不省，气虚白痒，热沸紫疱之证，宜补虚解毒，误用牙齿者，反成不治。

乳味甘，平，无毒。入心、肝、脾三经。大补真阴，最清烦热。补虚痨，润噎膈，大方之玉液也；祛膜赤，止泪流，眼证之金浆耶！

乳乃血化，生于脾胃，摄于冲任。未受孕则下为月水，即受孕则留而养胎。产后则变赤为白，上为乳汁，此造化玄微之妙，却病延年之药也。

按：虚寒滑泄之人禁服。乳与食同进，即成积滞发泻。

津唾味甘，平，无毒。辟邪魔而消肿毒，明眼目而悦肌肤。

津，乃精气所化。五更未语之唾，涂肿辄消，拭目去障，咽入丹田，则固精而制火。修养家咽津，谓之清水灌灵根。人能终日不唾，收视返听，则精气常凝，容颜不槁；若频唾则损精神，成肺病。仙家以千口水成活字，咽津诚不死之方欤！

红铅 味咸，热，无毒。入心、肝、脾、肾四经。坎宫一点，无端堕落尘寰；水里真金，有法收来接命。

萧子真云：一等旁门性好淫，强阳复去采他阴。口含天癸称为药，似恁洳沮枉用心。此言金丹大道，惟虚极静笃，采先天祖气而已。且不着于四大，安可求于渣质哉。若夫却病延年，未有过于红铅者也。女子二七，天癸至，任脉通，太冲脉盛，月事以时下，谓之天癸。乃天一所生之水，古人用之疗金疮、箭毒。并女劳复，皆崇其养阴之力也。童女首经，尤为神品，女子自受胎，以及长成，算积五千四百之期。即于是日经至，更为难得。回垂绝之阳，有夺命之权。若三日出庚之时，采药接命，即《楞严经》所载：精仙是也。绝非交媾，亦非口服，故成仙道。

按：服红铅而热者，惟童便、乳汁可以解之。

人溺味咸，寒。无毒。入肺、胃、膀胱三经。**清天行狂乱，解痨弱蒸烦。行血而不伤于峻，止血而无患其凝。吐衄产家称要药，损伤跌仆是仙方。**

经云：饮入于胃，游溢精气，上输于脾；脾气散精，上归于肺，通调水道，下输膀胱。服小便入胃，仍循旧路而出，故降火甚速。然须热饮，真气尚存，其行更速。炼成秋石，真元之气渐失，不逮童便多矣。

按：童便性寒，若阳虚无火，食不消，肠不实者，忌之。（人中白主治与溺相同，兼治口舌疮。）

金汁即人中黄也。味苦，寒。无毒。**止阳毒发狂，清痘疮血热，解百毒有效，敷疔肿无虞。**

按：伤寒非阳明实热，痘疮非紫黑干枯，均禁。

人胞味甘、咸，温，无毒。入心、肾二经。米泔洗净，童便浸揉，色白为度，入铅瓶中封固，重汤煮三时，待冷方开。**补心除惊悸，滋肾理虚痨。**

崔氏云：胎衣宜藏吉方，若为虫兽所食，令儿多病。此亦"铜山西崩，洛钟东应"之理。蒸煮而食，不顾损人，长厚者弗忍闻也。

天灵盖<small>味咸，平，无毒。</small>白汤煎液吞尝，传尸灭影；红绢包藏巅顶，疟鬼潜踪。

神农未尝收载，后世每每用之。嗟乎！兽相食，且人恶之；而人相食，惨恶极矣。必不得已，或取年深绝尸气者，然亦不可食，或包用，或煎汤，用毕，送还原处，报之以经忏，庶其可也。

兽部

龙骨<small>味甘，平，无毒。入心、肝、肾三经。忌鱼及铁器。畏石膏。火煅，水飞，酒煮，曝。</small>涩精而遗泄能收，固肠而崩淋可止。缩小便而止自汗，生肌肉而收脱肛。

龙在东方之神，故其骨多主肝病。肾主骨，故又益肾也。许叔微云：肝藏魂，能变化，魂飞不定者，治之以龙齿。

按：龙骨收敛太过，非久病虚脱者，切勿妄投。

麝香<small>味辛，温，无毒。忌大蒜。微研。</small>开窍通经，穿筋透骨，治惊痫而理客忤，杀虫蛊而祛风痰。辟邪杀鬼，催生堕胎。蚀溃疮之脓，消瓜果之积。

走窜飞扬，内透骨髓，外彻皮毛。东垣云：搜骨髓之风，风在肌肉者误用之，反引风入骨。丹溪云：五脏之风，忌用麝香，以泻卫气。故证属虚者，概勿施用；必不得已，亦宜少用。痨怯人及孕妇，不宜佩带。

黄牛肉<small>味甘，温，无毒。入脾经。</small>补脾开胃，益气调中。**牛乳**有润肠之美，**牛喉**有去噎之功。

牛为稼穑之资，不轻屠杀，市中所货，非老病即自死者也，食之损人。丹溪《倒仓论》曰：脾为仓廪，倒仓者，推陈致新也。停痰积血，发为痈痪、痨瘵、蛊胀、膈噎，非丸散所能治。用肥嫩牡黄牛肉二十斤，长流水煮糜，滤滓取液，熬成琥珀色，每饮数大碗，寒月温而饮之。缓饮则下，急饮则吐，时缓时急，且吐且下。吐下后口渴，即服自己小便，亦能荡涤余垢。睡二日，乃食粥，调养半月，沉疴悉去。须五年忌牛肉。

牛黄<small>味苦、甘，平，无毒。入心、肝二经。人参为使，恶龙骨、龙胆、地黄、常山、蜚蠊。畏牛膝、干漆。</small>清心主之烦，热狂邪鬼俱消；摄肝脏之魂，惊痫健忘同疗。
利痰气而无滞，入筋骨以搜风。

东垣云：牛黄入肝治筋，中风入脏者，用以入骨追风。若中腑、中经者，误用之，反引风入骨。如油入面，莫之能出。

阿胶 味咸，平，无毒。入肺、肝二经。山药为使。畏大黄。拌蛤粉炒。止血兼能去瘀，疏风且补虚。西归金腑，化痰止咳除痈痿；东走肝垣，强筋养血理风淫。安胎始终并用，治痢新久皆宜。

阿井乃济水之眼，《内经》以济水为天地之肝，故入肝，治血证、风证如神。乌驴皮合北方水色，以制热生风也。真者，光明脆彻，历夏不柔。伪者，反能滞痰，不可不辨。

按：胃弱作呕吐，脾虚食不消者，均忌。

熊胆 味苦，寒，无毒。杀虫治五疳，止利除黄疸。去目障至效，涂痔痿如神。

实热之证，用之咸宜，苟涉虚家，便当严戒。

象皮 味咸，温，无毒。合金疮之要药，长肌肉之神丹。

以钩刺插入皮中，顷刻疮收，故主用如上。

鹿茸 味甘、咸，温，无毒。入肾经。形如茄子，色如玛瑙，红玉者良。烙去毛，酥炙。健骨而生齿，强志而益气。去肢体酸疼，除腰脊软痛。虚痨圣剂，崩漏神丹。**角** 茸生两月，即成角矣。补肾生精髓，强骨壮腰膝。止崩中与吐血，除腹痛而安胎。**肉** 甘，温。补中强五脏，通脉益气力。

鹿乃仙兽，禀纯阳之质，含生发之气，其性极淫。一牡常御百牝，肾气有余，足于精者也，故主用最多，专以壮阳道，补精髓为功。茸较佳于角，肉有益于脾。

按：上焦有痰热，胃家有火，吐血属阴衰火盛者，俱忌。生角，消肿毒，逐恶血，不及胶之用宏也。鹿，山兽，属阳，夏至解角，阴生阳退之象也；麋，泽兽，属阴，冬至解角，阳生阴退之象也。主用相悬，不可不辨。

羊肉 味甘，温，无毒。入脾、肾二经。反半夏、菖蒲，忌醋。补中益气，安心止惊，宣通风气，起发毒疮。**角** 堪明目杀虫，**肝** 能清眼去翳，**肾** 可助阳，**胲** 除翻胃。

胲结成在羊腹中者。

东垣云：补可去弱，人参、羊肉之类是已。凡形气瘦弱，虚羸不足者宜之。羊血主产后血晕闷绝，生饮一杯即活。中砒、硇、钟乳、矾石、丹砂之毒者，生饮即解。

按：羊食毒草，凡疮家及痼疾者，食之即发，宜忌之。

狗肉味咸，温，无毒。入脾、肾二经。反商陆，畏杏仁，恶蒜。暖腰膝而壮阳道，厚肠胃而益气力。

狗宝结成狗腹中者。专攻翻胃，善理疔疽。

属土性温，故能暖脾，脾暖则肾亦旺矣。黄犬益脾，黑犬补肾，他色者不宜用也。内外两肾，俱助阳事，屎中粟米，起痘治噎。

按：气壮多火，阳事易举者忌之。妊妇食之，令子无声。热病后食之杀人。道家以犬为地厌，忌食。

虎骨味辛，温，无毒。胫骨最良。酥炙。壮筋骨而痿软可起，搜毒风而挛痛堪除。

虎者，西方之兽，通于金气。风从虎，虎啸而风生，故骨可以入骨而搜风。**虎肚**主翻胃有功，**虎爪**主辟邪杀鬼。

犀角味苦、酸、咸，寒，无毒。入心、胃、肝三经。升麻为使。恶乌头、乌喙。忌盐。解烦热而心宁，惊悸狂邪都扫；散风毒而肝清，目昏痰壅皆消。吐衄崩淋，投之辄止；痈疽发背，用以消除。解毒高于甘草，祛邪过于牛黄。

犀角虽有彻上彻下之功，不过散邪、清热、凉血、解毒而已。

按：大寒之性，非大热者，不敢轻服。妊妇多服，能消胎气。

羚羊角味咸，寒，无毒。入肝经。直达东方，理热毒而昏冒无虞；专趣血海，散瘀结而真阴有赖。清心明目，辟邪定惊。湿风痫血宜加用，瘰疬痈疽不可无。

肝虚而热者宜之。外有二十四节挂痕，内有天生木胎，此角有神力，抵千牛。入药不可单用，须不拆原对，锉细，避风捣筛，更研万匝如飞尘，免刮人肠。

按：独入厥阴，能伐生生之气。

獭肝味甘，温，有毒。入肝、肾二经。鬼疰传尸惨灭门，水吞殊效；疫毒蛊灾常遍户，末服奇灵。

葛洪云：尸疰、鬼疰，使人寒热，沉沉默默，不知病之所苦，而无处不恶。积月累年，殚瘵至死，死后传人，乃至灭门。惟用獭肝，阴干为末，水服二钱，每日三服，以瘥为度。其爪亦能搜逐瘵虫。

膃肭脐味咸，热，无毒。入肾经。酒洗，炙。阴痿精寒，瞬息起经年之恙；鬼交尸疰，纤微消沉顿之疴。

一名海狗肾，两重薄皮裹丸核，皮上有肉，黄毛三茎，共一穴，湿润常如新，置睡犬旁，惊狂跳跃者，真也。固精壮阳，是其本功。鬼交尸疰，盖阳虚而阴邪侵之，阳旺则阴邪自辟耳。

按：阳事易举，骨蒸痨嗽之人忌用。

猪脊髓味甘，平，无毒。补虚痨之脊痛，益骨髓以除蒸。**心血**共朱砂，补心而治惊痫；**猪肺**同薏苡，保肺而蠲咳嗽。**肚本**益脾，可止泻而亦可化癥；**肾**仍归肾，能引导而不能补益。

猪，水畜也。在时属亥，在卦属坎。其肉性寒，能生湿痰，易招风热。**四蹄**治杖疮，下乳汁，洗溃疮。**胆**主伤寒燥热，**头肉**生风发痰，**脂**润肠去垢，**脑**损男子阳道，**血**能败血，**肝**大损人，**肠**动冷气，**舌**能损心。

按：猪肉性寒，阳事弱者勿食。

禽部

鸭味甘、咸，平，无毒。入肺、肾二经。流行水府，滋阴气以除蒸；闯达金宫，化虚痰而止嗽。

类有数种，惟白毛而乌嘴凤头者，为虚痨圣药。白属西金，黑归北水，故葛可久治痨，有白凤膏也。

乌骨鸡味甘、咸，平，无毒。入肺、肾二经。最辟妖邪，安五脏；善通小便，理烦蒸。产中亟取，崩带多求。

鸡为阳禽，属木应风；在卦为巽，其色有丹、白、黄、乌之异，总不如白毛乌骨，翠耳金胸，为最上乘也。**鸡冠血**发痘疹，通乳难，涂口⊠；**肝**可起阴，治小儿疳积目昏。

鸡屎白惟雄鸡屎有白。利小便，治鼓胀。**鸡子清**

烦热，止咳逆。**卵壳**主伤寒劳复，研敷下疳。**卵中白皮**主久咳、气结。**肫内黄皮**，名鸡内金，去烦热，通大、小肠。

淘鹅油味咸，温，无毒。理痹痛痈疽，可穿筋透骨。

取其脂熬化就，以其嗉盛之，则不渗漏。虽金银磁玉之器盛之，无不透漏者，此可见其入骨透髓之功。然但资外敷，不入汤丸。

雀卵味酸，温，无毒。入肾经。强阴茎而壮热，补精髓而多男。

雀属阳而性淫，故强壮阳事。下元有真阳谓之少火，天非此火不能生物，人非此火不能有生。火衰则阴痿精寒，火足则精旺阳强，雀卵之于人大矣哉。雄雀屎名白丁香，一头尖者是雄，两头圆者是雌。疗目痛，决痈疖，理带下疝瘕。

按：阴虚火盛者勿食。不可同李食。孕妇食之，生子多淫，服术人亦忌之。

五灵脂味甘，温，无毒。入肝经。恶人参。酒飞，去沙，晒。止血气之痛，无异手拈；行冷滞之瘀，真同仙授。

五灵脂乃寒号禽之粪也，气味俱厚，独入厥阴，主血，生用行血，炒熟止血，痛证若因血滞者，下咽如神。

按：性极膻恶，脾胃虚薄者，不能胜也。

虫鱼部

蜂蜜味甘，平，无毒。入脾经。忌生葱。凡蜜一斤，入水四两，磁器中炼去沫，滴水不散为度。和百药而解诸毒，安五脏而补诸虚；润大肠而悦颜色，调脾胃而除心烦。同姜汁行初成之痢，同薤白涂汤火之疮。

采百花之英，合雨露之气酿成。其气清和，其味甘美，虚实寒热之证，无不相宜也。

按：大肠虚滑者，虽熟蜜亦在禁例。酸者食之令人心烦，同葱食害人，同莴苣食令人利下。食蜜饱后，不可食鲊，令人暴亡。**蜡**，性涩，止久痢，止血生肌，定痛，火热暴痢者忌之。

露蜂房味甘，温，有毒。恶干姜、丹参、黄芩、芍药、牡蛎。炙。拔疔疮附骨之根，止风虫牙齿之痛；起阴痿而止遗尿，洗乳痈而涂瘰疬。

蜂房乃黄蜂之窠，蜂大房大，且露天树上者为胜。

按：其用以毒攻毒，若痈疽溃后禁之。

牡蛎味咸，寒，无毒。入肾经。贝母为使，恶麻黄、辛夷、吴茱萸。火煅，童便淬之。消胸中之烦满，化痰凝之瘰疬。固精涩二便，止汗免崩淋。

按：虚而热者宜之，有寒者禁与。

龟甲味咸，寒，有毒。入心、肾二经。恶沙参、蜚蠊。去胁，酥炙。补肾退骨蒸，养心增智慧。固大肠而止泻痢，除崩漏而截痎疟。小儿囟门不合，臁疮腐臭难闻。煎成胶良。

龟，禀北方之气，故有补阴之功。若入丸散，须研极细，恐着人肠胃，变为瘕也。龟鹿皆永年，龟首藏向腹，能通任脉，取下甲以补肾补血，皆阴也；鹿鼻反向尾，能通督脉，取上角以补火补气，皆阳也。

按：肾虚而无热者不用。

鳖甲味咸，寒，无毒。入肝经。恶矾。酒浸一宿，炙黄。

解骨间蒸热，消心腹癥瘕。妇人漏下五色，小儿胁下坚疼。肉冷而难消，脾虚者大忌。

鳖色青，主治皆肝证。龟色黑，主治皆肾证。同归补阴，实有分别。龟甲以自败者为佳，鳖甲以不经汤煮者为佳。肝无热者忌之。

珍珠味咸，寒，无毒。入肝经。绢包，入豆腐中煮一香，研极细。安魂定悸，止渴除蒸，收口生肌，点睛退翳。

禀太阴之精气而结，故中秋无月，则蚌无胎。宜其主用，多入阴经。

按：珠体最坚，研如飞面，方用，不细，伤人脏腑。病不由火热者忌之。

桑螵蛸味咸，平，无毒。入肾经。畏旋覆花。蒸透再焙。起阳事而痿弱何忧，益精气而多男可冀。

即螳螂之子，必以桑树上者为佳也。一生九十九子，用一枚即伤百命，仁人君子闻之，且当惨然，况忍食乎？

海螵蛸味咸，温，无毒。入肝经。恶白及、白蔹、附子。炙黄。止吐衄肠风，涩久虚泻痢。外科燥脓收水，眼科去翳清烦。

味咸入血，性涩能收，故有软坚、止滑之功。

瓦楞子味咸，平，无毒。火煅，醋淬，研。消老痰至效，破血癖殊灵。

即蚶壳也，咸走血而软坚，故主治如上。

石决明味咸，平，无毒。入肝、肾二经。盐水煮，水飞。内服而障翳潜消，外点而赤膜尽散。

七孔、九孔者良，十孔者不佳。久服令人寒中。

蟹味咸，寒，有小毒。畏紫苏、大蒜、木香。忌柿。和经脉而散恶血，清热结而续筋骨。合小儿之囟，解漆毒之疮。爪能堕胎。

性寒，能发风，能薄药力。孕妇食之，令儿横生。

蕲州白花蛇味咸，温，有毒。去头尾，酒浸三宿，去尽皮骨，俱有大毒。主手足瘫痪，及肢节软疼，疗口眼㖞斜及筋脉挛急。厉风与破伤同宝，急惊与慢惊共珍。

透骨搜风，截惊定搐，为风家要药。内达脏腑，外彻皮肤，无处不到，服者大忌见风。产蕲州者最佳，然不可多得。龙头虎口，黑质白花，胁有二十四方胜纹，腹有念殊斑，口有四长牙，尾有爪甲长一二分，肠如连珠，眼光如生。产它处者，或两目俱闭，或一开一闭也。

按：白花蛇性走窜，有毒，惟真有风者宜之。若类中风属虚者，大忌。

乌梢蛇，大略相同，但无毒而力浅，色黑如漆，尾细有剑脊者良。

穿山甲味咸，寒，有毒。炙黄。搜风逐痰，破血开气。疗蚁瘘绝灵，截疟疾至妙。治肿毒未成即消，已成即溃；理痛痹，在上则升，在下则降。古名鲮鲤甲。

穴山而居，寓水而食，能走窜经络，无处不到，直达病所成功。患病在某处，即用某处之甲，此要诀也。性猛，不可过服。

白僵蚕味咸、辛，温，无毒。入肺、脾、肝三经。恶桑螵蛸、桔梗、茯苓、萆薢。米泔浸一日，待涎浮水上，焙，去丝及黑口。治中风失音，去皮肤风痒。化风痰，消瘰疬，拔疔毒，灭瘢痕。男子阴痒，女人崩淋。

即蚕之病风者，用以治风，殆取其气相感欤！

雄蚕蛾味咸，温，有小毒。炒去足翅。止血收遗泄，强阳益精气。

健于媾精，敏于生育，祈嗣者宜之。

斑蝥 味辛，寒，有毒。入肺、脾二经。畏巴豆、丹参、甘草、豆花，惟黄连、黑豆、葱、茶能解其毒。破血结而堕胎儿，散癥癖而利水道。拔疔疽之恶根，下狾犬之恶物。中蛊之毒宜求，轻粉之毒亦化。

直走精溺之处，蚀下败物，痛不可当，不宜多用，痛时以木通等导之。

蟾酥 味辛，温，有毒。入胃、肾二经。发背疔疽，五痔羸弱，立止牙疼，善扶阳事。

入外科方有夺命之功，然轻用能烂人肌肉。

虾蟆 味辛，温，有毒。酒浸一宿，去皮、肠、爪，炙干。发时疮之毒，理疳结之疴，消狾犬之毒，枯肠痔之根。

属土之精，应月魄而性灵异，过用发湿助火。

水蛭 味咸、苦，平，入肝经。畏石灰。盐炒枯黄。恶血积聚，闭结坚牢，炒末调吞多效；赤白丹肿，痈毒初生，竹筒含呕有功。

咸走血，苦胜血，为攻血要药。误吞生者入腹，生子衄血，肠痛瘦黄，以田泥调水饮数杯，必下也。
或以牛羊热血一二杯，同猪脂饮之，亦下。染须药
中，能引药力，倒上至根。

虻虫味苦，寒，有毒。入肝经。去足、翅，炒。恶麻黄。
攻血遍行经络，堕胎只在须臾。

青色之入肝，专唼牛马之血，仲景用以逐血，
因其性而取用者也。非气壮之人，实有蓄血者，水
蛭、虻虫，不敢轻与。

䗪虫味咸，寒，有毒。畏皂荚、菖蒲、屋游。去血积，
搜剔极周，主折伤，补接至妙。煎含而木舌旋消，
水服而乳浆立至。

即地鳖虫，仲景有大黄䗪虫丸，以其有攻坚下
血之功也，虚人斟酌用之。

蝼蛄味咸，寒，无毒。去翅、足，炒。通便而二阴皆
利，逐水而十种俱平。贴瘰疬颇效，化骨鲠殊灵。

蝼蛄自腰以前，其涩能止二便；自腰以后，其
利能通二便。治水甚效，但其性猛，虚人戒之。

蝉壳味咸，寒，无毒。入肺、肝、脾三经。沸汤洗净，去
足、翅，晒干。快痘疹之毒，宣皮肤之风。小儿惊痫夜

啼，目疾昏花障翳。

感木土之气，吸风饮露，其气清虚，故主疗皆风热之恙。又治音声不响，及婴儿夜啼，取其昼鸣夜息之义。

按：痘疹虚寒证禁服。

蝉味辛，平，有毒。入肝经。善逐肝风，深透筋骨。中风恒收，惊痫亦简。

诸风掉眩，皆属肝木。蝎属木，色青，独入厥阴，为风家要药。全用者，谓之全蝎，但用尾，谓之蝎梢，其力尤紧。

按：似中风及小儿慢脾风，病属虚者，咸忌。

卷之五

云间李中梓士材父著

门人黄寅锡清伯父参

侄孙李廷芳蘅伯父订

伤　寒

黄帝曰：热病者，皆伤寒之类也。其死皆以六七日之间，其愈皆十日以上者，何也？冬寒之气，感而即病，名曰伤寒。不即病者，寒毒藏于肌肤，至春变为温病，至夏变为暑病。岐伯对曰：巨阳者，诸阳之属也。巨，太也。太阳为六经之长，统摄阳分，故诸阳皆其所属。其脉连于风府，故为诸阳主气也。风府，督脉穴。太阳经脉覆于巅背之表，故主诸阳之气分。人之伤于寒也，则为病热，热虽甚不死；寒邪束于肌表，则玄府闭，阳气不得散越，郁而为热。寒散则热退，故虽甚不死。其两感于寒而病者，必不免于死。两感者，阴阳俱伤，表里同病也。太阳与少阴同病，则头痛与口干烦满；阳明与太阴同病，则身热谵语与腹满不欲食；少阳与厥阴同病，则耳聋与囊缩而厥。三阴三阳俱受病，水浆不入，昏不知人，六日当死也。

伤寒一日，巨阳受之，故头项痛，腰脊强。足太阳为三阳之表，而脉连风府，故伤寒者多从太阳始。太阳之经，从头项下肩髆，挟脊抵腰中，故其见病如此。**二日，阳明受之，阳明主肉，其脉挟鼻络于目，故身热目疼而鼻干，不得卧也。**胃不和，则卧不安也。**三日，少阳受之，少阳主胆，其脉循胁络于耳，故胸胁痛而耳聋。**邪传少阳者，三阳已尽，将入太阴，故为半表半里之经。仲景曰：脉弦细，头痛发热者，属少阳。口苦咽干，胁下硬满，干呕不能食，往来寒热。盖邪在阴则寒，在阳则热，在半表半里，故寒热俱见。**三阳经络皆受其病，而未入于脏者，故可汗而已。**三阳为表属腑，邪未入脏，可汗而解。**四日，太阴受之，太阴脉布胃中，络于嗌，故腹满而嗌干。**邪在三阳，失于汗解，则传三阴，自太阴始也。仲景曰：脉浮而缓，手足自温，系在太阴，腹满而吐，食不下自利者益甚，腹时痛也。**五日，少阴受之，少阴脉贯肾，络于肺，系舌本，故口燥舌干而渴。**肾属水而热邪涸之，故燥渴。仲景曰：少阴为病，脉微细，但欲寐也。**六日，厥阴受之，厥阴脉循**

阴器而络于肝，故烦满而囊缩。至厥阴而六经传遍，邪热甚于阴分，故烦满。仲景曰：厥阴为病，气上撞心，心中痛，饥不欲食，食则吐蛔，下之利不止。

按：伤寒传变，先自三阳，后入三阴，此常序也。东垣曰：太阳经病若渴者，自入于本也，名曰传本。太阳传阳明者，名循经传。太阳传阳者，名越经传。太阳传少阴者，名表里传。太阳传太阴者，名误下传。太阳传厥阴者，名循经得度传。陶节庵曰：或自太阳始，日传一经，六日至厥阴而愈者，或不罢再传者，或间经传者，或传二三经而止者，或始终只在一经者，或越经而传者，或初入太阳不发热，便入少阴而成阴证者，或直中阴经者。有两经或三经齐病不传者，为合病。有一经先病，未尽，又过一经之传者，为并病。有太阳阳明合病，有太阳少阳合病，有少阳阳明合病，有三阳合病。若三阳与三阴合病，即是两感。

三阴三阳，五脏六腑皆受病，营卫不行，五脏不通，则死矣。传经已遍，邪当渐解，若过经而不解，则深入于腑，腑不解则深至于脏，故五脏六腑皆病。邪盛于外，则营卫不行，气竭于内，则五脏不通，所谓其死皆以六七日者如此。刘草窗谓：伤寒传足不传手，其说盖出此篇，而诞妄实甚。夫人之气血，运行周身，岂邪遇手经而有不入者哉？寒之伤人，必先皮毛。皮毛者，肺之合，故外则寒栗鼻塞，内则喘嗽短气，非传肺乎？舌苔昏乱，非传心与包络乎？泄泻秘结，非传大肠乎？癃闭，非传小肠乎？痞满，上下不通，非传三焦乎？且本文云：五脏六腑皆病，岂手经不在内乎？然经言传变不及手经者，何也？足之六经，可尽周身上下之脉络，而手经已在其内，不必复言矣。

其不两感于寒者，七日巨阳病衰，头痛少愈。八日阳明病衰，身热少愈。九日少阳病衰，耳聋微闻。十日太阴病衰，腹减如故，则思饮食。十一日少阴病衰，渴止不满，舌干已而嚏。十二日厥阴病衰，囊纵，少腹微下，大气皆去，病日已矣。所谓其愈皆十以上者，如此。有言伤寒以不服药为中医者，其说本如此。不知经文为气实者言也。若正虚邪胜则死。譬如人溺洪涛，不为援手，而听其自渡，全活者几希矣。

帝曰：治之奈何？岐伯曰：治之各通其脏脉，病日衰已矣。其未满三日者，可汗而已；其满三日者，可泄而已。各通者，言各明经脉，随证施治也。未满三日，其邪在表，汗之而愈；满三日者，其邪在里，下之而愈。然此特道其常耳。《正理论》云：脉大浮数，在表可汗，脉实沉数，在里可下。故日数虽多，有表证者必汗。日数虽少，有里证者必下。第当以表里为辨，不可以日数拘也。

愚按：冬气严寒，万类潜藏，君子固密，则不伤于寒。固密者，毋劳尔形，毋摇尔神，形神并守，俯行于闭蛰封藏之本者也。一有不谨，而犯寒威，则杀厉之毒，乘于肌体，冬月即发，名正伤寒。伏而不发，至春变温，至夏变热，变态不测，殊可忧虑，治之或差，反掌生杀。自仲景以来，名贤代起，立言不患不详，患其多而惑也。陶节庵曰：得其要领，易于拾芥，脉证与理而已。求之多歧，则支离繁碎，如涉海问津矣。脉证者，表里阴阳，虚实寒热也。理者，知其常，通其变也；多歧者，蔓衍之方书也。

余有感于斯言，约六法以尽之。曰：汗、吐、下、温、清、补。汗者，治在表也。而汗法有三：一曰温散，寒胜之时，阴胜之脏，阳气不充，则表不解，虽身有大热，必用辛温。一曰凉解，炎热炽盛，表里枯涸，阴气不营，亦不能汗，宜用辛凉。一曰平解，病在阴阳之间，既不可温，又不可凉，但宜平用，期于解表而已。吐者，治其上也，吐中有发散之意，可去胸中之实。经曰：在上者，因而越之是也。下者，攻其里也，而下法有五：痞满在气，燥实在血，四证具者，攻之宜峻也。但见满燥实者，攻之稍缓；但见痞实者，攻之更缓；或行血蓄，或逐水停，轻重缓急，随证灵通也。温者，温其中也，脏有寒邪，不温则死。夫气为阳，气虚则寒，故温即是补，又名救里者，以阳虚可危，亟当救援也。清者，清其热也，有热无结，本非下证，若不清之，热何由散？下后余邪亦宜清也。补者，救其虚也，古人言之已详，今人畏而不用，使伤寒犯虚者，坐而待毙，大可憾已。

如屡散而汗不解，阴气不能达也，人知汗属于阳，升阳可以解表，不知汗生于阴，补阴可以发汗也。又如内热不解，屡清而火不退，阴不足也，人知寒凉可以去热，不知壮水可以制火也。又如正虚邪炽，久而不痊，补正则邪自除，温中则寒自散，此必见衰微之阴脉者也。《伤寒论》曰：阴证得阳脉者生，阳证得阴脉者死。人皆幸其言，未知绎其义。夫正气实者，多见阳脉；正气虚者，多见阴脉。证之阳者，假实也，脉之阴者，真虚也。陈氏曰：凡察阴证，不论热与不热，惟凭脉用药，至为稳当。不论浮沉大小，但指下无力，重按全无，便是伏阴。然则沉小者，人知为阴脉，不知浮大者，亦有阴脉也。是知伤寒虽具万变，虚实二字可以提纲。正胜则愈，邪胜则死。正气实者，虽感大邪，其病亦轻；正气虚者，虽感微邪，其病亦重。气实而病者，攻之即愈，虽不服药，经尽即安，何足虑也？所可虑者，惟挟虚耳！奈何庸浅之辈，不察虚实，但见发热，动手便攻，虚而攻之，无不死者。且曰伤寒无补法，谬之甚矣。独不观仲景立三百九十七法，而治虚寒者一百有奇；垂一百一十三方，而用人参、桂、附者，八十有奇。东垣、丹溪、节庵亦有补中益气、回阳返本、温经益元等汤，未尝不补也，而谓伤寒无补法可乎？夫实者，不药而愈；虚者，非治弗瘥。能察其虚而补救者，即握伤寒之要矣，又何必求之多歧哉？

伤寒十六证

伤寒者，寒伤营血，脉浮而紧，头痛发热，无汗恶寒。伤风者，风伤卫气，脉浮而缓，头痛发热，有汗恶风。伤寒见风者，既伤于寒，复感风邪，恶寒不躁，其脉浮缓。伤风见寒者，既伤于风，复感寒邪，恶风烦躁，其脉浮紧。以上四证，皆冬月即病者。温病者，冬受寒邪，来春乃发，发热头疼，不恶寒而渴，脉浮数。温疟者，冬受寒邪，复感春寒。风温者，冬受寒邪，复感春风，头痛身热，自汗身重，嘿嘿欲眠，语言难出，四肢不收，尺寸俱浮。温疫者，冬受寒邪，复感春温时行之气。温毒者，冬受寒邪，春令早热，复感其邪。以上五证，皆冬伤于寒，而病发于春，皆有温之名也。热病者，冬伤于寒，至夏乃发，头疼身热恶寒，其脉洪盛。伤暑者，暑热为邪，自汗烦渴，身热脉虚。伤湿者，感受湿邪，身重而痛，自汗，身不甚热，两胫逆冷，四肢沉重，胸腹满闷。风湿者，既受湿气，复感风邪，肢体重痛，额汗脉浮。痉者，身热足寒，头项强急，面赤目赤，口噤头摇，角弓反张。若先受风邪，复感于寒，无汗恶寒为刚痉；先受风邪，复感于湿，恶风有汗为柔痉。

类伤寒五证

一曰痰，中脘停痰，憎寒发热，自汗胸满，但头不痛，项不强，与伤寒异耳。一曰食积，胃中停食，发热头痛，但身不痛，气口紧盛，与伤寒异耳。一曰虚烦，气血俱虚，烦躁发热，但身不痛，头不痛，不恶寒，不浮紧，与伤寒异耳。一曰脚气，足受寒湿，头痛身热，肢节痛，便闭呕逆，但脚痛，或肿满，或枯细，与伤寒异耳。一曰内痈，脉浮数，当发热而恶寒，若有痛处，饮食如常，蓄积有脓也。胸中痛而咳，脉数，咽干不渴，浊唾腥臭，肺痈也。小腹重，按之痛，便数如淋，汗出恶寒，身皮甲错，腹皮肿急，脉滑而数，肠痈也。胃脘痛，手不可近，胃脉细，人迎盛者，胃脘痈也。以人迎盛而误认伤寒，禁其饮食必死。

表证

发热，恶寒，恶风，头痛，身痛，腰脊强，目痛，鼻干，不眠，胸胁痛，耳聋，寒热，呕，脉浮而大，或紧或缓。有汗，脉浮缓无力，表虚也；无汗，脉浮紧，表实也。

里证

不恶寒，反恶热，掌心腋下汗出，腹中硬满，大便不通，腹痛，腹鸣，自利，小便如常，谵语潮热，咽干口渴，舌干烦满，囊缩而厥，唇青舌卷，脉沉细，或沉实。腹鸣，自利，不渴，唇青舌卷，无热恶寒，下利清谷，身痛，脉沉微，里虚也。腹中硬，大便闭，谵语潮热，腹痛，不恶寒，反恶热，掌心胁下有汗，咽燥腹满，里实也。表里俱见，属半表半里。表里俱无，不可汗下，小柴胡汤随证加减。

阴证

身静，气短，少息，目不了了，鼻中呼不出，吸不入，水浆不入，二便不禁，面如刀割，色青黑，或喜向壁卧，闭目不欲见人，鼻气自冷，唇口不红，或白、或青、或紫，手足冷，指甲青紫，小便白，或淡黄，大便不实，手按重无大热。若阴重者，冷透手也。

阴毒者，肾本虚寒，或伤冷物，或感寒邪，或汗吐下后变成阴毒，头痛，腹中绞痛，眼睛痛，身体倦怠而不甚热，四肢逆冷，额上手背有冷汗，恍惚，身痛如被杖，虚汗不止，郑声，呕逆，六脉沉微，或尺衰寸盛，五日可治，六七日不可治。

阴证似阳者，烦躁面赤，身热，咽痛，烦渴，脉浮微，手足冷，大便泄，小便清，昏沉多眠，又有身热反欲得衣，口不渴，指甲黑，此阴盛于内，真阳失守也。

阳证

身动，气高而喘，目睛了了，呼吸能往能来，口鼻气热，面赤唇红，口干舌燥，谵语，能饮凉水，身轻如常，小便赤，大便闭，手足温，指甲红。

阳毒者，热邪深重，失汗、失下，或误服热药，热毒散漫，舌卷焦黑，鼻中如烟煤，咽喉痛甚，身面锦斑，狂言直走，逾垣上屋，登高而歌，弃衣而走，脉洪、大、滑、促，五日可治，六七日不可治。或昏噤咬牙，见鬼神，吐脓血，药入即吐。

阳证似阴者，手足冷，大便闭，小便赤，烦闷，昏迷，不眠，身寒却不欲衣，口渴，指甲红，脉沉滑，或四肢厥冷。阴厥脉沉弱，指甲青而冷，阳厥脉沉滑，指甲红而温。此阳极于内，真阴失守也。

六经证治

足太阳膀胱，此经从头顶贯腰脊，故头痛，恶寒，发热，脊强。然风与寒常相因，寒则伤营，恶寒、头痛，脉浮紧而无汗，用麻黄汤开发腠理以散寒，得汗而愈。风则伤卫，恶风、头痛，脉浮缓而有汗，用桂枝汤充塞腠理以散风止汗而愈。若夫风寒兼受，营卫俱伤，用大青龙汤。此三汤者，冬月天寒腠密，非辛温不能发散，故宜用也。若春温、夏热之证，皆用羌活冲和汤，辛凉解之。传至阳明，则目痛，鼻干，不眠，以葛根汤、升麻汤治之。此经有在经、在腑之别，如目痛、鼻干、微恶寒、身热、脉浮洪，病在经也。潮热自汗，谵语发渴，大便闭，揭去衣被，手扬足掷，发斑发黄，狂乱恶热，脉沉数，病在腑也。传至少阳，则寒热而呕，胸痛、胁痛、口苦、耳聋，此为半表半里之经。表证多者，小柴胡汤；里证急者，大柴胡汤。过此不已，则传阳明之腑。表证悉罢，名为入里。恶热谵语，口燥咽干，不大便，脉沉实，如痞、满、燥、实，四证皆具，三焦俱伤，宜大承气汤。但见痞、燥、实三证，邪在中焦，宜调胃承气汤，不用枳、朴，恐伤上焦之气也。但见痞、实二证，邪在上焦，宜小承气汤，不用芒硝，恐伤下焦之血也。小腹急，大便黑，小便不利，如狂喜忘，蓄血证也，宜桃仁承气汤。传至三阴，四肢厥冷，肠痛吐泻，口唾冷涎，畏寒战栗，面如刀割，引衣踡卧，脉见迟软，急宜温之，轻者理中汤，重者四逆汤。或初病起不发热，便见寒证者，名为直中阴经，亦以二汤主之。

以上各经治法，一见表证，即与汗之；一见里证，即与下之；一见虚寒，即与温补。但当以脉证为据，不可以日数为拘也。

可汗

头痛，项强，肢节、腰背俱强，身疼拘急，恶寒发热，无汗，脉浮数，或浮紧，皆可汗。若汗后不解，仍发热，脉浮，须再汗之。

不可汗

无表证者，不可汗。脉沉不可汗。尺脉迟不可汗。脉微弱者，虽恶寒，不可汗。咽中闭塞者，不可汗。诸动气者，不可汗。淋家，不可汗。亡血虚家，不可汗。厥者，不可汗。汗家，不可重汗。太阳与少阳并病，头项强痛，或眩冒，心下痞，不可汗。脉弦细，头痛而热，属少阳，不可汗。昔范云患伤寒时，武帝有九锡之命，谓徐文伯曰：可速愈乎？文伯曰：甚易。但元气不足，恐二年后不复起耳！云曰：朝闻道，夕死可矣，况二年乎？遂以蒸法取汗而愈。后二年果卒。虚者其可轻汗哉？

可吐

病在膈上者，可吐。汗下后，虚烦懊侬者，可吐。

不可吐

脉虚，不可吐。厥逆，不可吐。膈上寒，干呕，宜温不宜吐。

可下

汗后不解，邪传胃腑可下。潮热腹痛，脉实，可下。阳明多汗，谵语，有燥粪，可下。

潮热，手足腋下汗出谵语者，可下。吐后腹满者，可下。凡脐腹硬或痛不可按者，可下。下后不解，脐腹硬痛者，可再下。结胸脉不浮，可下。少阴病，下利清水，其色青者，心下必痛，口干者，可下。太阳证，热结膀胱，小便不利，小腹急结，其人如狂者，血蓄也，可下。阳明证，其人喜忘，大便黑，必有瘀血，可下。阳明无汗，小便不利，心中懊恼，必发黄，可下。

不可下

表未解者，不可下。腹胀可按而减者，不可下。诸虚者，不可下。阳微者，不可下。咽中闭塞者，不可下。

诸动气者，不可下。脉弱者，不可下。脉浮大者，不可下。小便清白者，不可下。阳明病面赤，心下虽硬满，不可下。

用火法

以火烧地布桃叶，柏叶亦可。设席，置病人于上，即汗出。或醋炒香附，热熨胸背，即汗。或置火于床下。或艾灸。

用水法

伤寒思饮水为欲愈，若不与则不愈，若恣饮则水停。宜以新汲水少与之，待再思再与。热甚者，以青布浸新汲水中，置病人胸前，热则易之；甚者，

置病人于水中，或浸手足，或漱口。若表未解及阴
证似阳者，忌之。

发热

翕翕而热者，表也，羌活冲和汤。蒸蒸而热者，
里也。轻者大柴胡汤，重者承气汤。半表半里者，表里俱
热而轻于纯在里也，小柴胡汤。至于三阴发热，则有
腹痛肢冷，脉沉，下利为异，四逆汤。潮热属阳明，
一日一发，日晡而作，阳明内实也。大便硬者，承
气汤。表未罢者，小柴胡汤。烦热兼渴者，竹叶石膏汤。
心烦不眠，酸枣仁汤。烦而心悸，小建中汤。烦而闷
者，栀子豉汤。热者，白虎汤。寒者，附子汤。

恶寒

不见风亦恶寒，身虽热，不欲去衣被。

发热恶寒者，阳也，羌活冲和汤。无热恶寒
者，阴也，理中汤。下证悉具，微恶寒者，表未解
也，先解表而后攻里。下后不解，发热而渴，恶寒，
白虎汤。恶寒而呕，心下痞者，五苓散。汗后恶寒，

虚也，芍药附子甘草汤。背恶寒，表未解也，葛根汤。
背恶寒而潮热，柴胡加桂汤。口渴心烦，背微恶寒，
白虎加人参汤。背恶寒，潮热腹满，小承气汤。少阴病，
口中和，背恶寒，附子汤。汗后不解，反背恶寒者，
虚也，芍药甘草附子汤。

恶风

见风则恶，密室中无风则无所恶也。

太阳恶风，无汗而喘，麻黄汤。有汗，桂枝汤。
吐下后不解，表里俱热，时时恶风，燥渴而烦，
白虎加人参汤。汗多亡阳，恶风者，桂附汤。

自汗

恶风寒者，桂枝汤。恶寒自汗，表虚也，
小建中汤，或黄芪建中汤，自汗不恶风寒，表证罢，里
证实也，承气汤。汗多小便利，必津液竭，大便虽
硬，不可攻，宜蜜导。用蜜于铜器中，微火煎，稍凝，搅
之，勿令焦，皂角末少许和之，乘热捻作枣子样，冷，纳入谷道
中，欲大便急去之。自汗而渴，小便难，五苓散。汗多

不止，曰亡阳，桂枝附子汤。外用白术、藁本、川芎、白芷各一两，牡蛎粉、米粉各二两，细末，纱囊，周身扑之。

盗汗

在半表半里，胆有热也，小柴胡汤。头汗者，热不得越，阳气上腾，谵语，承气汤。心下满，头汗出，水结胸也，小半夏茯苓汤。头汗出，齐颈而还，发黄也，茵陈五苓散。头汗出，小便难者死。手足汗，大便燥，谵语，大承气汤。寒不能食，小便不利，水谷不分，手足汗者，理中汤。

头痛

太阴、少阴有身热，而无头痛；厥阴有头痛，而无身热。若身热又头痛，属阳经也。头痛发热，无汗恶寒，麻黄汤。大便六七日不通，头疼有热，小便清者，不在里，仍在表，羌活冲和汤。头痛甚者，必衄，葛根葱白汤、川芎石膏汤。少阳头痛，小柴胡汤。头痛寒热，寸脉大，痰厥也，瓜蒂散。厥阴头痛，呕而吐沫，吴茱萸汤。厥阴头痛，脉微迟，为欲愈；如不愈，小建中汤。阳明头痛，不恶寒，微恶热，不大便，调胃承气汤。

身痛

太阳脉浮，身痛无汗，麻黄汤。阳明下证已见，但身痛者，表未解也，麻黄汤。发热有汗，身痛，桂枝汤。阳明脉浮、身痛，葛根汤。汗后脉沉迟，身痛，血虚也，黄芪建中汤。阴毒呕逆，下利，身痛如被杖，唇青面黑，甘草四逆汤。一身尽痛，发热恶寒，面寒，桂枝汤。一身尽痛，发热面黄，二便反利，甘草附子汤。一身尽痛，发热发黄，头汗出，背强，小便不利，湿也，茵陈五苓散。一身尽痛，发热面黄，热结瘀血也，抵当汤。

筋惕肉瞤

汗多亡阳，筋肉失养，故惕惕瞤动。

瞤动兼肢冷者，真武汤。轻者，茯苓桂枝甘草白术汤。汗吐下后见此者，先服防风白术牡蛎汤，次服小建中汤。

胸胁满

胸满多表证，葛根汤。喘而胸满，麻黄杏仁石膏汤。胁下痞硬，冲和汤去枣，加牡蛎。胸胁俱满，或硬痛，或呕，或不大便，舌上白苔，俱小柴胡汤。邪在胸，汗下之而烦热，栀子豉汤。胸中痞硬，气上冲喉，寒也，瓜蒂散。阳明少阳合病，下利身热，胁痛，大柴胡汤。汗后头痛，心痞胁满，十枣汤。

结胸

病发于阳而反下之，热入里，作结胸。

脉浮者，先以小柴胡解表，然后下之。按之则痛，小结胸也，小陷胸汤。不按亦痛，大结胸也，大陷胸汤。懊憹、躁渴，实热结胸也，三黄泻心汤。血结胸者，小腹满，小便不利，抵当汤。饮水不散，水结胸也，小半夏茯苓汤。用陷胸等药不效者，枳实理中汤。烦乱欲死，宜水渍法，凝雪汤，渍布薄胸中，热除为度。

痞

满而不痛，病名曰痞。病发于阴，而反下之，因作痞也。

轻者通用，枳桔汤。胸满脉濡，半夏泻心汤。手足温，按之濡，关上浮者，黄连泻心汤。干呕有水气，生姜泻心汤。下利腹鸣，甘草泻心汤。胃寒咳逆，理中汤。关脉沉紧，大柴胡汤。

大腹满

六七日不大便，腹满常痛者，承气汤。腹满时痛者，桂枝芍药汤。腹满吐食，枳桔理中汤。汗后胀满，厚朴半夏甘草人参汤。腹满辘辘有声，水与气也，半夏茯苓汤加桂枝。

小腹满

脐下满也。胸腹满为邪气，小腹满为有物。

小腹满，小便利，蓄血也，重者，桃仁承气汤；轻者，犀角地黄汤。小腹硬满，小便自利，发狂者，抵当汤。小腹满，手足厥冷，真武汤。不结胸，小腹满，按之痛，冷结也，灸关元穴。

腹痛

阳邪痛者，其痛不常，按而痛甚为实；阴寒痛者，痛无休歇，按而痛减为虚。

右关脉实，腹痛便闭，承气汤。下之早，因而腹痛，小建中汤。阳脉涩，阴脉弦，腹痛泄利，建中汤或桂枝芍药汤。少阴厥逆，或利而咳，四逆加五味子干姜汤。厥阴，小腹痛，当归四逆汤。

咽痛

少阴证也。

不可汗，不可下，甘桔汤为阴阳通用之药。脉阴阳俱紧，主无汗，有汗曰亡阳，属少阴，当咽痛，猪肤汤。阳毒咽痛，口疮赤烂，升麻六物汤，或蜜浸黄连汁噙。非时暴寒，附于少阴之经，脉弱咽痛，必下利，先用半夏桂甘汤，次服四逆汤。下利咽痛，手足彻冷，无热证者，理中汤。

胁痛

往来寒热，胁痛胸痛，小柴胡汤加茯苓。身凉，表证罢，干呕，胁痛，有水也，十枣汤。

呃逆

仲景作咳逆，即此证也。切勿误作咳。

脉微细，呃逆，胃寒也，橘皮干姜半夏生姜汤、丁香柿蒂汤。脉洪大而呃，心火上奔，肺不得纳，甘草泻心汤。服药无效，用嗅法。硫黄、乳香，等分为末，酒煎嗅之。失下呃逆，大便实者，小承气汤。

呕吐哕

呕者，声物俱出；吐者，无声出物；哕者，有声无物。太阳阳明合病，当自利，若不利，但呕，葛根加半夏汤。少阳有呕证，小柴胡汤。呕而渴者，猪苓汤、五苓散。先渴后呕，水停心下，赤茯苓汤。先呕后渴，此为欲解，当与水饮。瘥后余热在胃而呕者，竹叶加姜汁汤。太阳少阳合病，自利而呕，黄芩半夏生姜汤。寒厥呕而不渴，姜附汤。呕而发热，心下急，微烦，大柴胡汤。胸中有热，胃中有邪，阴阳不交，腹痛欲吐，黄连汤、黄连加半夏生姜汤。三阳发热而吐，俱用小柴胡汤。发热六七日不解，烦渴欲饮，水入即吐，五苓散。虚热少气，气逆欲吐，竹叶石膏汤。寒多而吐，理中汤。不饮而吐，理中汤去术，加生姜。汗下后胃虚冷吐，干姜黄连黄芩人参汤。少阴吐者，真武去附子，加生姜。吐逆，二便秘，厥逆无脉，大承气汤。心下有水气，干呕，身热，微喘或自利，小青龙汤。不发热，不恶寒，胁痛干呕，十枣汤。自汗，头痛，干呕，桂枝汤。干呕自利，黄芩半夏生姜汤。里寒外热，脉微欲绝，干呕，通脉四逆汤。

咳嗽

有声无痰曰咳，有痰无声曰嗽。

太阳证罢，表未解，心下有水气，干呕发热而咳，小青龙汤。太阳发热，咳嗽，方同上。太阳发热，呕哕而咳，小柴胡汤。少阳寒热往来，咳嗽，胸胁满，或泄利，小柴胡去参枣，加五味子、干姜。少阴咳嗽，真武汤。少阴腹痛，小便不利，四肢沉重，咳嗽者，水气也，真武汤加五味子、细辛、干姜。

喘

太阳无汗而喘，太阳阳明合病，胸满而喘，俱麻黄汤。邪气壅盛而喘，虽汗而喘不已，宜再发之，麻黄杏仁石膏汤。误下，太阳利不止，喘而有汗，脉促，葛根黄连黄芩汤。太阳汗后饮多，水停而喘，小青龙汤去麻黄，加杏仁；小腹满加茯苓。太阳下之，微喘，表未解也，桂枝汤加厚朴、杏仁。水停心下，肾气乘心，为悸为喘，五苓散。阴喘，脉伏而逆，理中汤、四逆汤。喘而气促，腹满，大柴胡汤。

烦躁

太阳中风，脉浮紧，发热恶寒，身痛无汗，烦躁，大青龙汤。烦躁消渴，辰砂五苓散。下利咳呕，烦躁，猪苓汤。下利咽痛，胸满而烦，猪肤汤。自汗烦躁，小便多，芍药甘草汤。少阴心烦不卧，黄连鸡子汤。少阴吐利，手足厥冷，烦躁欲死，吴茱萸汤。下后复发汗，昼则烦躁，夜则安静，不渴无热，干姜附子甘草汤。六七日无大热，阴盛隔阳，身冷脉细，烦躁不饮水，霹雳散。阴躁欲坐井中，姜附汤。

懊憹

懊者，烦恼；憹者，郁闷。比之烦躁，殆有甚焉。

汗吐下后，虚烦不眠，甚则懊憹，栀子豉汤。阳明脉浮，咽燥腹满而喘，发热汗出，恶热懊憹，栀子豉汤。阳明病，下后懊憹，有燥屎，承气汤。短气烦躁，懊憹，大陷胸汤。阳明无汗，小便不利，懊憹发黄，茵陈蒿汤。

战栗

战者身动，栗者鼓颔，邪欲解也。

栗而不战，阴盛阳虚，姜附四逆汤。

悸

心中筑筑然动，怔忡不安。

脉结代，心悸，炙甘草汤。伤寒三四日，心悸而烦，<small>小建中汤</small>。汗发过多，心悸喜按，<small>桂枝甘草汤</small>。心神不宁，怔忡不卧，<small>安神丸</small>。少阴病，厥逆，心下悸，<small>四逆散加桂</small>。饮水多而悸，虽有他邪，亦先治水，<small>茯苓甘草汤</small>。寒热心悸，小便不利，心烦喜呕，<small>小柴胡汤</small>。少阳发汗，谵语悸动，<small>小柴胡汤</small>。

渴

<small>或因热耗津液，或因汗下过多。</small>

太阳脉弦而渴，<small>小柴胡加天花粉</small>。太阳表不解，有水气而渴，<small>小青龙汤去半夏加瓜蒌汤</small>。胁下痛，手足温而渴，<small>小柴胡去半夏加人参、天花粉</small>。厥阴病，消渴，气上冲心，<small>茯苓白术甘草桂四物汤</small>。汗下后寒热，胸胁满，小便不利，头汗，心烦，渴而不呕，<small>柴胡桂枝干姜汤</small>。太阳脉浮而渴，<small>桂枝汤</small>。脉浮发热，渴欲饮水，小便不利，<small>猪苓汤</small>。少阴下利，咳而呕，渴烦不得眠，<small>猪苓汤，汗多不可服</small>。汗、吐、下后，六七日不解，表里俱热，恶风大渴，<small>白虎加人参汤</small>。汗后脉大而渴，<small>白虎加人参汤</small>。夏至左右，虚烦而渴，发热不恶寒，<small>竹叶石膏汤</small>。小便不利而渴，必发黄，<small>茵陈五苓散</small>。少阴

自利而渴，小便清利，下焦虚寒，甘草干姜汤。心烦但欲寐，或自利而渴，少阴也，理中汤。阳明脉长而实，有汗而渴，承气汤。脉沉滑，热实烦躁而渴，大陷胸汤。

口燥咽干

引饮曰渴，不引饮曰燥干。

少阳邪在中焦，口苦舌干不甚渴，脉弦，小柴胡汤。口干，脉浮紧，微数，白虎加人参汤。阳明无大热，背恶寒，口燥咽干，方同上。少阴病，二三日，口燥咽干，急下之，大承气汤。

漱水不欲咽

此证属阳明，热在经不在腑也。

阳明身热，头痛脉微，漱水不欲咽，必发衄，犀角地黄汤，不止，茅花汤。外证无寒热，漱水不欲咽，必发狂，此蓄血也，桃仁承气汤，甚者抵当汤。

发狂

热毒在胃，并于心，神志不定而狂，少卧不饥，妄言笑，登高而歌，弃衣而走，逾垣上屋。

六七日未得汗，脉洪数，面赤目胀，大热烦躁，狂言欲走，葶苈苦酒汤。阳毒发狂，斑烂谵语，升麻汤。火劫汗多亡阳，烦躁惊狂，金匮风引汤，柴胡汤加龙骨、牡蛎。三阳热极，脉大身热，渴而狂，黄连解毒汤，甚者承气汤。汗、吐、下后虚者，人参白虎汤加辰砂。阳毒发狂，眼赤，脉洪，口渴，三黄石膏汤。血上逆则喜忘，血下蓄则如狂，轻者犀角地黄汤，重者抵当汤。脉弦长而狂，调胃承气汤。阳胜阴绝，发狂谵妄，面赤咽痛，发斑，脉洪实，或滑促，宜酸苦之药，收阴抑阳，大汗而解，葶苈苦酒生艾汤。

谵语

胃热乘心，神识昏冒，妄言不休，实则谵语，虚则郑声。谵语者数数更端，声高脉实。郑声者只将一事一语，郑重谆复，声低脉微。极当明辨。

已发汗，身和谵语，柴胡桂枝汤。妇人经水适来，热入血室，谵语，小柴胡汤。谵语不恶寒，反恶热，白虎汤。烦躁不眠，白虎加栀子汤。三阳合病，腹满身重，口中不和，面垢，谵语，遗尿，脉滑实，不可下，白虎汤。腹满微喘，口干咽烂，或不大便，谵语，是因火劫，白虎汤。身热汗出，胃实谵语，或下利谵语，调胃承气汤。下利谵语，必有燥屎，承气汤。谵语，小便利，大便实，小腹满，手不可近，为瘀血，抵当汤。郑声脉微，自利厥逆，白通汤。气虚独言，脉细弱者，理中汤。

自利

太阳与阳明合病，自利，葛根汤，呕者加半夏。太阳与少阳合病，自利，黄芩汤。自利而渴，属少阴，白虎汤。自利下血，柏皮汤。少阴肾虚，客热下利，咽痛，胸满心烦，猪肤汤。胁热自利，脐下必热，白头翁汤。温毒，下利脓血，桃花汤。下后，脉数不解，自利不止，必胁热，当便脓血，犀角地黄汤。自利不

渴，属太阴，理中汤。自利清谷，脉微，白通汤、四逆
汤。自利腹寒痛，手足冷，理中汤，或吴茱萸汤；自利
不止，里寒下脱，桃花汤，赤石脂禹余粮汤。

郁冒

郁结而气不舒，昏冒而神不清。

太阳误下，利不止，复发汗，表里俱虚，郁冒。
渍形为汗。吐下后复发汗，又与水，哕而冒，理中汤。
热而郁冒，不得卧，有燥屎，调胃承气汤。

瘛疭

热极生风，风主动，故瘛疭。瘛则筋急而缩，疭则筋缓而
伸，或缩或伸，动而不定。

汗出时盖覆不周，腰背手足搐搦，牛蒡根汤。脉
浮数，有风热，防风通圣散。血不养筋，大秦艽汤。

动气

脏气不调，肌肤间筑筑跳动，随脏所主，而见于脐之左右上
下。独不言当脐者，脾为中州，以行四脏之津液，左右上下皆不

宜汗下，何况中州，其敢轻动乎？

此证须手探之，切勿忽也。四旁有动气，保命四气散。

刚痉柔痉

太阳中风，重感寒湿而致也。大发湿家汗则成痉，新产血虚，汗出伤风亦成痉；伤风头痛，汗出而呕，若汗之必发痉。经曰：身热足寒，头项强急，恶寒，头热，面赤，背反张，口噤，脉沉细，如发痫状是也。若先受风，复感寒，无汗，恶寒，为刚痉；先受风，复感湿，恶风，有汗，为柔痉。仰面开目为阳，合面闭目为阴。燥渴为阳，口中和为阴。脉浮、紧、数为阳，沉、细、涩为阴。阳痉易治，阴痉难治。

通用小续命汤，刚痉去附子，柔痉去麻黄。**阴痉厥逆，筋脉拘急，汗多，**桂心白术散。**闭目合眼，**附子防风散。**胸满口噤，卧不着席，咬牙挛急，**大承气汤。**头项强，小腹满，小便不利，**五苓散。**风盛血燥，**防风当归散。

手足厥逆

四肢冷，谓之四逆，即名为厥也。

厥逆，脉沉细，蜷卧恶寒，引衣自覆，不饮水，下利清谷，四逆汤。脉不至者，通脉四逆汤。脉迟弱，理中汤。手足指微冷，谓之清，理中汤。寒热而厥，面色不泽，用绵衣包，手足温，大汗而解，急服五味子汤。少阴病，吐利厥逆，烦躁欲死，吴茱萸汤。厥而有热，黄芪人参建中汤。厥而渴者，白虎汤。厥而悸，先治其水，茯苓甘草汤。厥而恶热，不眠，谵语，白虎汤。诸阳受气于胸，邪客则阳气不舒，手足厥逆，脉乍紧，心满而烦，病在胸中，当吐之，瓜蒂散。先发热而后厥者，手扬足掷，烦躁饮水，畏热，大便秘，小便赤，怫郁，大抵热深厥亦深，脉沉滑，头面有汗，指甲温，皆伏热也，大小承气汤。

头眩

上虚则眩。

半表半里，表中阳虚，目眩，葛根汤。风家多头眩，葛根汤。口苦咽干，头眩，小柴胡汤。阳明头眩，不恶寒，能食而咳，茯苓白术甘草干姜汤。太阳病发汗，汗不止，眩冒，身瞤动，振振欲擗地，真武汤。

衄血

鼻血出也。

太阳病，衄血，及服桂枝后衄者，为欲解，犀角地黄汤。脉浮大，发热下利，鼻衄干呕，黄芩芍药汤。衄、烦渴饮欲水，水入即吐，先服五苓散，次服竹叶石膏汤。自利而衄，麻黄升麻汤。少阴病，但厥无汗，而强发之，必衄，名下厥上竭，为难治，当归四逆汤、黑锡丹。汗后热退，鼻血不止，新汲井水、草纸数层，贴顶上及项脊，温则易，必止。

吐血

当汗不汗，热毒深入，故吐血，内有瘀积，桃仁承气汤、抵当汤。服桂枝后吐血，犀角地黄汤，或柏枝汤。血紫黑成块，脉迟细，口不渴，小便清，理中汤加丹皮。

蓄血

太阳病不解，热结膀胱，发狂，血自下，桂枝汤。热在下焦，少腹急满，小便自利，其人如狂，桃仁承气汤、抵当汤。

下血

太阳病不解，其人如狂，热结膀胱，血自下者愈。若不愈，桂枝汤。小腹急满，抵当汤。少阴下血，桃花汤。腹满，身热，下脓血，黄连阿胶汤、地榆散。

小便不利

已汗复下，小便不利，心烦，小柴胡汤。太阳汗后，脉浮，小便不利，微热而渴，五苓散。身黄，小便不利，腹微满者，茵陈蒿汤。小便不利，大便乍难乍易，微热，有燥屎也，承气汤。潮热，大便泄，小便不利，柴苓汤。风湿自汗，身重，小便不利，甘草附子汤。热郁不通，田螺捣朴硝，少加麝，如泥，贴脐上。寒郁不通，炒盐熨脐下。

小便自利

太阳病，小便自利，以饮水多，心下悸，桂枝茯苓甘草汤。身黄，小便当不利，今反自利，其人如狂，下焦蓄血，抵当汤。热而小腹满，应小便不利，今反自利，蓄血也，抵当汤。二便俱利，脉沉迟，四逆汤。

小便数

频来而短少也。

太阳汗吐后，小便数，谵语，调胃承气汤。太阳自汗，四肢拘急，心烦，微恶寒，小便数，甘草干姜汤、芍药甘草汤。

发黄

发热，一身尽痛，面目俱黄，太阳中湿，连翘赤小豆汤。热不去，瘀血在里而黄，小便微利，麻黄连翘赤小豆汤。往来寒热，一身尽痛发黄，小柴胡加栀子汤。发热头汗，渴欲饮水，小便利，大便快，发黄，五苓散加茵陈汤。小便不利，四肢沉重，似疟不欲饮，茵陈五苓散。伤冷脉虚，小便如常，变为阴黄，理中加茵陈汤。下之太过，脾虚津竭，饮水自伤，此阴湿变黄，茵陈茯苓汤、茵陈四逆汤。

发斑

热甚伤血，里实表虚，发为斑也。斑见紫黑者，十死一生。或阳证误温，或当汗失汗，当下失下，或汗下未解，或下早，热邪入胃，或下迟，热留胃中，皆发斑。

阳毒结热，舌卷焦黑，鼻如烟煤，狂言见鬼，面赤锦斑，阳毒升麻汤。赤斑咽痛，玄参升麻汤。表证多者，防风通圣散去硝黄。以上皆消散。斑出咽痛，猪胆鸡子汤，紫雪细细咽之。赤斑，大青四逆汤。通用升麻汤、犀角地黄汤、黄连四物汤。冬暖受邪，至春发斑，温毒也，黑膏化毒丹。以上皆解毒。温毒，烦渴，便实，腹痛，赤斑，承气汤。汗下，虚极发斑，白虎汤加人参、白术。

狐惑

失汗所致，食少胃空，虫啮五脏，故唇口生疮。虫食其脏，则上唇生疮为惑；虫食其肛，则下唇生疮为狐。其候齿燥声哑，恶食，面目乍赤、乍白、乍黑，舌上白苔，唇黑，四肢沉重，喜眠。

清热，黄连犀角汤。声哑，桃仁汤。杀虫，雄黄锐散为膏，纳谷道中。

多眠

太阳病，脉细多眠，外已解也，小柴胡汤。尺、寸沉细，但欲寐者，少阴证也，四逆汤。阳脉浮滑，阴脉濡弱，多汗，或发汗后，身犹灼热，喘息多眠，风温也，葳蕤汤。

不得眠

眠者，安卧也。

吐下后不眠，酸枣仁汤。吐下后懊侬，不眠，栀子豉汤。大热，呕，错语不眠，黄连解毒汤。少阴病二三日以上，心烦不眠，黄连鸡子汤。太阳大汗，胃干不眠，欲饮水者，少少与之，若下后渴而不眠，猪苓汤。脉浮，小便不利，不眠，五苓散。下后复发汗，不眠，无表证，脉沉，干姜附子汤。

短气

呼吸短促，不能接续，似喘而不摇肩，似呻吟而无痛。

汗出不彻，故短气，葛根加人参汤。腹满短气，邪在表为虚，甘草附子汤。风湿相搏，汗出短气，小便不利，恶风不欲去衣，甘草附子汤。水停心下，短气，五苓散。干呕短气，汗出不恶寒，此表解里未和，十枣汤。太阳下之早，心下硬，结胸短气，大陷胸汤。

蛔厥

脏寒，故食即吐蛔也。

胃中虚冷，理中丸或四逆汤。仲景止用乌梅丸。吐蛔而渴，理中汤加大黄，入蜜和之。

百合病

似寒无寒，似热不热，欲食不食，欲卧不卧，欲行不行，嘿嘿不知所苦，如见鬼状，小便赤，病后失调，攻下非法，故成百合病。

通用小柴胡汤加百合、知母、粳米、生姜。血热，百合地黄汤。一月不解而渴，百合一斤，水二十碗，渍一宿，煮热浴身。

阴阳易

男病新瘥，女与之交，曰阳易；女病新瘥，男与之交，曰阴易。细考之，即女劳复也。有谓男病愈后，因交而女病；女病愈后，因交而男病，于理未然。古今未尝见此证也。症状：体重少气，少腹里急，或引阴中拘挛，热上冲胸，头重不欲举，眼中生花，膝胫拘急。

通用烧裈散。取女人裈裆近隐处，剪烧灰，水调方寸匕，日三服。女病用男裈。**新瘥后大虚，因交复作，垂死**，独参汤调烧裈散，多有用参至一二斤而愈者。**古用**鼷鼠粪汤，**寒者**，当归白术汤。

劳复

非但强力持重，若梳沐微劳，及七情，皆复也。

脉虚者，补中益气汤、麦门冬汤。**挟外证者，则谓之复，非为劳也**，小柴胡汤。

食复

新瘥胃虚，食稍多则复，羊肉及酒尤忌。

腹满脉实，烦热便秘，<small>大柴胡汤。轻者，二陈汤加山</small>
楂、麦芽、砂仁、神曲。消导后热不退者，<small>补中益气汤。</small>

过经不解

<small>十二日当愈不愈，则再传，是为过经。</small>

潮热者，实也，<small>先与小柴胡，外已解，加芒硝。</small>呕微
烦，<small>大柴胡汤。</small>过经谵语，脉实当下，<small>调胃承气汤。</small>

汗后不解

<small>或表邪未尽，或邪传里，或邪气乘虚内客。</small>

汗后脉大如疟状，再汗之，<small>麻黄汤。</small>汗后心下痞
硬，呕吐不和，<small>大柴胡汤。</small>大汗、大渴、烦而脉大，
<small>白虎加人参汤。</small>汗后恶热，脉实，<small>调胃承气汤。</small>汗后不
可更行桂枝，汗出而喘，无大热者，<small>麻黄杏仁甘草</small>
<small>汤。</small>太阳大汗出，胃干不眠，欲饮水者，少少与之，
若脉浮，小便不利，微热消渴，<small>五苓散。</small>汗后脉洪
数，烦渴，<small>五苓散。</small>汗后胀满，<small>厚朴生姜人参汤。</small>汗过
多，心悸发颤，<small>桂枝甘草汤。</small>汗后恶寒，表虚也，脉
细，神倦，<small>芍药甘草附子汤。</small>太阳汗出不解，发热，心

悸，肉瞤，真武汤。汗后身痛，脉沉，桂枝加芍药人参汤。汗后热不去，内拘急，四肢痛，下利恶寒，四逆汤。汗后脐下悸，欲作奔豚，桂枝甘草大枣汤。

下后不解

下后热不去，心中结痛，栀子豉汤。下后心烦腹满，卧起不安，栀子厚朴汤。太阳桂枝证误下之，利不止，脉促喘而汗出，表未解，葛根汤、黄连黄芩汤。阳明下之，心下懊侬，栀子豉汤。有燥屎，大承气汤。太阳下后，脉促胸满，桂枝芍药汤。大下后，脉沉迟，厥逆，下利，咽喉不利，吐脓血，难治，麻黄升麻汤。

合病

两经、三经齐病，不传者为合病。

三阳合病，腹满身重，口中不和，谵语遗尿，不可汗、下，白虎汤。太阳、阳明合病，脉浮长，大便硬，小便利，脾约丸。恶寒者，升麻葛根汤。不恶寒，反恶热，大便通者，白虎汤。大便秘，谵语者，调胃承气汤。喘而胸满，不可下，麻黄汤。呕、不下利，葛根加半夏汤。太阳、少阳合病，脉浮弦，胁下硬，往来寒热，小柴胡汤。自下利者，黄芩汤。呕者，黄芩加半夏生姜汤。少阳、阳明合病，脉弦长，因发汗，因利小便，胃中燥实，调胃承气汤。脉长自利者为顺，滑而数者为负，有宿食，大承气汤。负者，克贼也。

并病

一经先病未尽，又过一经之传者，为并病。或始则二阳合病，后则一阳病衰，一阳邪盛，归并于一经，二者皆并病也。

太阳、阳明并病，太阳病发汗不彻，转属阳明，续自微汗出，不恶寒，若面色怫郁，痛无常处，是阳明复并归太阳，当再汗之，麻黄汤。太阳证未罢，桂枝麻黄各半汤。太阳证罢，但见阳明证者，下之，大承气汤。太阳、少阳并病，头痛，太阳眩冒，心下痞，当刺肺俞、肝俞、大椎，慎勿下。太阳不胜，阳明不负，不相克为顺；少阳脉胜，阳明脉负，鬼贼相克为逆。

两感

日传二经，阴阳俱病也。表里不可并攻，阴阳难同一法，故曰必死。

东垣以气实而感之浅者，犹或可治，大羌活汤。

舌苔

邪在表者，舌上无苔；半表半里，白苔而滑；传里则干燥，热深则黄，热极则黑也。

阳明病，胁下硬满而喘，发热汗出，不大便而呕，舌上白苔者，小柴胡汤。脉阴阳俱紧，舌上滑苔，小柴胡去半夏加人参瓜蒌汤。腹痛，理中汤。热聚于胃则舌黄，承气汤。舌纯黑有两种，皆死证也。有火极似水者为热极，大承气汤。有水来克火者为寒极，脉证必寒，附子理中汤。七八日不解，热结在里，表里俱热，时时恶风，舌燥欲饮水数升，白虎汤加人参。

瘥后昏沉

因发汗不透，余毒在心包络也。

发汗出时，盖覆不周，则汗出不均，腰背手足瘛瘲，或冷或热，_{牛蒡根汤。}瘥后腰以下有水气者，_{牡蛎泽泻汤。}

摘陶氏十法

发狂难制，以醋炭气入鼻即定，方可察其阴阳。初病起，头痛发热，传里时热极发狂，当下之。初病起，头不痛，身微热，面赤烦躁，欲坐卧凉水中，阴极似阳，当温之。须察脉来有力无力，此为良法。

腹中痛甚，将凉水一碗与病人饮之，其痛稍减者，属热，当凉之。凉之不愈，渴而大便实者，下之。若小腹痛，大便黑，小便利，身目黄者，蓄血也，行血药下之。若饮水痛增者，属寒，当温之。须察脉来有力无力，此为良法。

寒证脉伏，或吐泻脱而无脉，以姜汁好酒各半盏，与病人服，脉出者生，不出者死。更覆手取之而无脉，则绝矣。

舌上有苔，不拘何色，用井水浸新青布拭净后，用生姜浸水刮之，或以薄荷为末，入蜜少许，刷牙擦之。若发黄者，生姜渣周身擦之即退。

鼻衄不止，山栀炒黑为末，吹入鼻中，外用湿草纸搭于鼻冲，其血自止。

热邪传里，服药后，将盐炒麸皮一升，绢包，于病人腹上熨之。药气得热则行，大便易通。

吐血不止，韭汁磨墨呷之，如无韭汁，鸡子清亦可。赤属火，黑属水，有相制之理也。

阴毒，昏不知人，四肢如冰，唇青甲黑，药不得入，将葱一握束缚，切去根叶，留白三寸，如饼。先将麝香半分填于脐内，后加葱饼于上，以火熨之，烂即易。纳三饼后，稍醒，先灌姜汁，后服姜附汤。如不醒，再灸关元穴三十壮，不醒者必死。

热邪亢极，黄连一两，煎水一碗，放井中待冷，浸新青布搭胸上，稍热即易，热势稍减即止。夏月方用此法。

服药即吐者，将生姜汁半盏热饮，吐即止。大抵服寒药热饮，热药寒饮，中和之剂温饮。

伤寒死候

阳证见阴脉者死。阴阳毒过六七日者死。脉浮而滑,身汗如油,水浆不入,喘息不休,身体不仁者,死。咳逆上气,脉散者死。阳反独留,体如烟熏,直视摇头,心绝。汗出发润而喘,肺绝。唇吻反青,四肢汗出,肝绝。环口黧黑,虚寒发黄,脾绝。脉紧盛,汗出不解者死。尺寸俱虚,热不止者死。身热喘息,脉阳而躁者死。大发湿家汗则痉,热而痉者死。发少阳汗则谵语,发少阴汗则动血,谓之下厥上竭者死。发动气汗者死。发风温汗者死。发湿温汗,曰重暍。汗后不为汗衰,谓之阴阳交者死。不得汗者死。发热脉躁疾,狂言不能食,谓之三死。咳逆不止者死。脏结者死。_{结胸证,舌有白苔也。}舌卷囊缩者死。脉代者死。少阴吐利,烦躁四逆者死。结胸证悉具,烦躁者死。发厥至七八日,肤冷而躁,无时暂安,曰脏厥死。少阳与阳明合病,脉长大而弦,曰负者死。阴阳易病,头重眼花,四肢拘急,小腹绞痛,手足挛痛,离经脉见者死。厥

而下利，当不能食，反能食者，除中死。少阴病，
厥逆无脉，与白通猪胆汤，脉暴出者死。脉阴阳俱
虚，热不止者死。七八日以上，大发热者死。

脉候

浮涩而紧为伤寒。浮而紧者，表实可汗；浮而
缓弱，表虚宜救。沉数或疾滑，或沉实，里实可下；
沉、细、微、迟、软，里虚可温。中候而数，为胃
实；中候而迟，为胃虚。寸口沉细无力，为阳中伏
阴；尺部沉数有力，为阴中伏阳。寸部数大有力，
为重阳；尺部迟细无力，为重阴。寸部微细，为脱
阳；尺部无力，为脱阴。寸脉弱者忌吐，尺脉弱者
忌下。纯弦之脉名曰负，死脉也。阴病见阳脉者生。
浮、数、动、滑、大。阳病见阴脉者死。沉、涩、弱、弦、
微、结、促、濡、缓、紧、迟、芤、散、革、代。

医案

社友韩茂远，伤寒九日以来，口不能言，目不
能视，体不能动，四肢俱冷，众皆曰阴证。比余诊

之，六脉皆无，以手按腹，两手护之，眉皱作楚，按其趺阳，大而有力，乃知腹有燥屎也。欲与大承气汤，病家惶惧不敢进。余曰：吾郡能辨是证者，惟施笠泽耳。延至诊之，与余言若合符节，遂下之，得燥屎六七枚，口能言，体能动矣。故按手不及足者，何以救此垂绝之证耶？

休宁吴文哉，伤寒，烦躁，面赤，昏乱闷绝，时索冷水，其弟日休乞余决死期。手扬足掷，难以候脉，五六人制之，方得就诊，洪大无伦，按之如丝。余曰：浮、大、沉、小，阴证似阳也。与附子理中汤，当有生理。日休骇曰：医者十辈至，不曰柴胡、承气，则曰竹叶石膏，今反用热剂，乌乎敢？余曰：温剂犹生，凉剂立毙矣！日休卜之吉，遂用理中汤加人参四钱、附子二钱，煎成，入井冰冷与饮。甫及一时，狂躁定矣。再剂而神爽，服参至五斤而安。文哉遗以书曰：弟为俗子所误，既登鬼录矣，而兄翁拯全之，大奇亦大幸也！方弟躁热之时，医以三黄汤入牛黄服之，转加闷绝，举室哀号，惟是治终具，候目瞑而已。不意兄翁毅然以为可活，参附一投，阴霜见晛，荆妻稚子，含泪欢呼，一日即苏，经年乃复。呜呼！父母生之，兄翁再生之，昊天罔极，莫可云喻。敢志巅末，乞附案帙，俾天下万世，知药不可以浪投，命不可以轻弃，何莫非大仁人回春之泽哉！

同社王月怀，伤寒至五日，下利不止，懊憹目胀，诸药不效。有以山药、茯苓与之，虑其泻脱也。余诊之，六脉沉数，按其脐则痛，此胁热自利，中有结粪，小承气倍大黄服之，得结粪数枚，利遂止，懊憹遂安。

娄水张尔和，伤寒第二日，头痛发热，正在太阳。余曰：方今正月，天令犹寒，必服麻黄，两日愈矣。若服冲和汤，不惟不得汗，即使得汗，必致传经。遂以麻黄汤热饮之，更以滚水入浴桶置床下熏之，得汗如雨，密覆半日易被，神已爽矣。至晚索粥，家人不与，余曰：邪已解矣，必不传里，食粥何妨。至明日果愈。不以麻黄汗之，传变深重，非半月不安也。

光禄卿吴玄水患伤寒，头痛腹胀，身重不能转侧，口内不和，语言谵妄，有云表里俱有邪，宜以大柴胡下之。余曰：此三阳合病也，误下之，决不可救。乃以白虎汤连进两服，诸症渐减，更加天花粉、麦门冬，二剂而安。

县学师杨龙友如夫人，发热头疼，六日后忽见红疹，众皆以为发斑，用升麻犀角等汤，凡五日不效。余视之曰：此疹也，非斑也。斑为阳明火毒，疹为太阴风热，一表一里，如天与渊。乃用防风二钱，黄芩一钱，甘草五分，薄荷、桔梗、蝉壳各一钱，四剂霍然矣。

儒者吴君明，伤寒六日，谵语狂笑，头痛有汗，大便不通，小便自利，众议承气汤下之。余诊其脉，浮而大，因思仲景云：伤寒不大便六七日，头疼有热，小便清，知不在里仍在表也。方今仲冬，宜与桂枝汤，众皆咋舌掩口，谤之甚力，以谵狂为阳盛，桂枝入口必毙矣。余曰：汗多神昏，故发谵妄，虽不大便，腹无所苦，和其营卫，必自愈矣。遂违众用之。及夜而笑语皆止，明日大便自通。故夫病变多端，不可胶执，向使狐疑而用下药，其可活乎？

内戚顾淡之，劳神之后，烦躁大热，头痛时作时止，医者禁其饮食，与之解表，见四日热不退，欲与攻里。余诊之曰：脉不浮紧，安得表耶？又不沉实，安得里耶？惟心部大而涩，此劳心而虚烦，乃类伤寒，非真伤寒也。禁食饿绝矣，便以粥与之，兼进归脾汤，五日而安。

伤寒诸剂

麻黄汤　治太阳经脉浮紧，头痛身疼，发热恶寒，无汗而喘。

麻黄二钱，去根节　桂枝一钱　甘草五分　杏仁八枚，去皮尖，炒

水盏半，加生姜三片，枣一枚，煎八分，热服。

桂枝汤　治太阳中风，发热汗出，鼻鸣干呕。

桂枝　芍药各二钱　甘草一钱

水盏半，生姜五片，大枣三枚，煎八分，温服。

大青龙汤　治伤寒中风，头痛发热，无汗烦躁。

麻黄三钱，去节　桂枝一钱　杏仁五枚，去皮尖，炒

甘草四钱　石膏三钱

水盅半，生姜一钱，枣一枚，煎八分，温服。

小青龙汤　治表不解，有水气，发热呕咳，或渴或利，或小便不利，小腹满而喘。

麻黄　桂枝　芍药各一钱　甘草五分　干姜　细辛各五分　五味子十二粒　半夏一钱，熟

水二盅，煎八分服。

桂枝麻黄各半汤　治太阳脉浮缓，无汗身疼。

桂枝五钱　芍药　甘草　麻黄各三钱　杏仁三十个，去皮尖

水四盅，生姜三钱，大枣四枚，煎二盅，分三服。

麻黄升麻汤　治大下后脉沉迟，尺脉不至，咽喉不利，厥逆，泄利不止。

麻黄八钱　升麻　当归各四钱　知母去毛　黄芩炒葳蕤各二钱　石膏　白术炒黄　芍药　天门冬去心　桂枝　茯苓去皮　甘草　干姜各一钱

水四盅，煎二盅，分三服。

麻黄连翘赤小豆汤　治瘀热在里，身目发黄，

中湿身痛。

麻黄去根节　连翘　甘草各四钱　桑白皮蜜炙　赤豆各一两二钱　杏仁三十个

水四盅，生姜七钱，大枣八枚，煎二盅，分三服。

桂枝甘草汤　治发汗过多，叉手冒心，心下悸，欲得按。

桂枝三钱　甘草一钱

水一盅，煎八分服。

桂枝芍药汤　治脉浮，腹痛。

桂枝汤加芍药一倍。

桂枝附子汤　治风湿身疼，脉浮虚涩。

桂枝汤加附子一钱。

葛根汤　治太阳无汗恶风，太阳、阳明合病。

葛根一钱五分　麻黄一钱　桂枝　芍药　甘草各六分

水二盅，生姜五片，大枣二枚，煎一盅服。

葛根葱白汤　治已汗未汗头痛。

葛根　芍药　知母去毛　川芎各一钱　生姜三钱

葱白五个

水二盅，煎一盅，热服。

葛根半夏汤

葛根汤加半夏。

水煎服。

小柴胡汤　治伤寒四五日，往来寒热，胸满心烦，喜呕，少阳经发热，及风温湿热。

柴胡三钱　黄芩炒　人参去芦　半夏各一钱　甘草五分

水二盅，姜三片，枣一枚，煎一盅，热服。

柴胡桂枝汤　治风温汗后身热，心下烦热，妨闷动气。

柴胡二钱　桂枝一钱　甘草七分　人参一钱　半夏熟　芍药各七分　黄芩一钱　生姜五片

水二盅，枣二枚，煎一杯，温服。

柴胡桂枝干姜汤　治往来寒热，胸胁满，小便不利，呕而不渴。

柴胡一钱五分　黄芩　桂枝　干姜各八分　甘草五分　牡蛎七分　瓜蒌根一钱

水二盅，煎一盅，温服。

柴苓汤　治小便难，微热腹满。

小柴胡汤加茯苓。

水煎服。

柴胡加桂汤　治身热欲近衣，身热不渴。

柴胡　黄芩　半夏各一钱，泡　甘草　肉桂各五分

水二盅，生姜三片，大枣一枚，煎一盅服。

五苓散　治小便不利而渴，中暑，烦躁霍乱。

猪苓　泽泻　白术炒　茯苓各一钱　肉桂五分

上为细末，每服二钱，白汤调下。

辰砂五苓散　治表里未解，头痛发热，心胸郁闷，唇口干焦，狂言见鬼，小便闭。

五苓散加辰砂研细水飞。

白汤调服。

小建中汤　治伤寒三四日，心悸而烦，少阴恶寒，手足蹉而湿。

桂枝一钱　芍药二钱　甘草六分　饴糖三匙　生姜五片　大枣一枚

水盅半，煎八分，纳饴糖令化，温服。

黄芪建中汤　治伤寒身痛，汗后身痛，脉弱宜服。

黄芪一钱五分，炒　芍药二钱，炒　肉桂一钱，去皮　甘草六分　生姜五片　大枣三枚

水二盅，煎一盅，去渣，入饴糖一大匙，煎一沸服。若微溏利，或呕者，不用饴糖。

大柴胡汤　治身热不恶寒，反恶热，大便秘。

柴胡一钱二分　黄芩　芍药各一钱　半夏八分　大黄七分　枳实四分

水二盅，生姜三片，枣一枚，煎一盅，热服。

大承气汤　治五六日不大便，腹痛烦渴，少阴口燥咽干，日晡发热，脉实，三焦俱有邪。

大黄五钱　芒硝四钱　厚朴二钱，炒　枳实一钱，炒

水二盅，先煎朴、实至盅半，投大黄煎至一盅，去渣，纳芒硝，一沸，热服。

小承气汤　治六七日不大便，腹胀满，潮热，狂言而喘，专泻上焦之痞热。

大黄四钱　厚朴二钱，炒　枳实一钱，炒

水二盅，煎一盅，热服。

调胃承气汤 治太阳、阳明不恶寒，反恶热，大便秘，谵语，呕逆，宜服。

大黄六钱，酒洗　芒硝四钱　甘草一钱

水盅半，煎八分，去渣，入硝一沸服。

桃仁承气汤 治小腹急，大便黑，小便不利，中焦积血也。

桃仁十个　肉桂去皮　甘草各一钱　大黄二钱五分
芒硝一钱五分

水二盅，煎一盅，去渣，入硝煎一沸，热服。

栀子豉汤 治吐下后心中懊恼，大下后身热不去，心中痛。

肥栀子四枚　香豉五钱

水二盅，煎栀子至一盅，入豉，煎至七分服。

栀子厚朴汤 治太阳下后腹痛，起卧不安。

栀子五枚　厚朴三钱　枳实一钱

水二盅，煎一盅，温服。

猪苓汤 治呕而渴，心烦不得眠，热在下焦，小便不利。

猪苓　泽泻　滑石　茯苓　阿胶各一钱五分

水二盅，煎一盅，入阿胶煎熔，温服。

黄芩汤 治太阳少阳合病，胁热下利。

黄芩三钱　芍药　甘草各一钱

水盅半，枣三枚，煎一盅，热服。

黄芩芍药汤 治衄后脉微。

黄芩汤去大枣。

黄芩半夏生姜汤 治干呕而利。

黄芩汤加半夏、生姜。

黄连汤 治腹满痛，大便秘，胸中有热，腹痛欲呕。

黄连　甘草　干姜　芍药各一钱　人参　半夏各五分　大枣一枚　桂五分

水二盅，煎一盅服。

黄连阿胶汤 一名黄连鸡子汤。治温毒下利脓血，少阴烦躁，不得卧。

黄连二钱　阿胶一钱五分　黄芩　芍药各一钱　鸡子黄二枚

水二盅，煎三物至一盅，去渣，入胶煎一沸，入鸡子黄匀服。

黄连犀角汤 治狐惑。

犀角三钱，磨 黄连二钱 乌梅四个 木香三分，磨

水盅半，煎八分，入犀角、木香汁，匀服。

黄连解毒汤 治大热干呕，谵语，呻吟不眠。

黄连三钱 黄芩 黄柏 栀子各一钱

水二盅，煎一盅，热服。

黄连泻心汤

黄连 生地 知母各一钱五分 甘草五分

水盅半，煎八分服。

升麻汤 治无汗而喘，小便不利而烦渴。

升麻 苍术 麦门冬 麻黄各一钱 黄芩 大青

各七分 石膏一钱 淡竹叶十片

水二盅，煎一盅，热服。

升麻葛根汤 治无汗恶寒，发斑，小儿疮疹疫疠通用。

升麻 葛根 芍药 甘草各等分

水二盅，煎一盅，寒多热服，热多温服。

升麻六物汤 治赤斑，口疮赤烂。

升麻 栀子各一钱五分 大青 杏仁 黄芩各一钱

水盅半，葱白三茎，煎八分，温服。

阳毒升麻汤 治阳毒赤斑，狂言，吐脓血。

升麻一钱五分 犀角磨 射干 黄芩 人参 甘草各八分

水盅半，煎八分，入犀角汁服。

玄参升麻汤 治咽痛发斑。

玄参 升麻各一钱五分 甘草八分

水盅半，煎八分，温服。

白虎汤 治汗后脉洪大而渴，虚烦中暍。

知母三钱 石膏五钱 甘草一钱 粳米一撮

水二盅，煎一盅，温服。

白虎人参汤 一名化斑汤。治赤斑口燥，烦渴中暍。

白虎汤加人参。

竹叶石膏汤 治阳明汗多而渴，衄而渴欲饮水，水入即吐，瘥后渴。

竹叶十四片 麦门冬 人参各一钱 甘草四分 石膏三钱 半夏八分 粳米一撮

水二盅，煎一盅，去渣，入生姜汁一匙服。

茵陈汤　治头汗出，欲发黄。

茵陈蒿三钱　大黄二钱　栀子三枚

水二盅，煎一盅服。

茵陈五苓散　头汗出，发黄，秋疫疠及黄疸。

茵陈三钱　五苓散二钱

每服二钱，米汤调服。

茵陈四逆汤　治阴黄，四肢厥冷。

茵陈一钱　甘草炙，一钱五分　附子一钱　干姜炮，一钱五分

水煎，温服。

大陷胸汤　治大结胸，手不可按。此药极峻，不可轻用。

大黄四钱　芒硝三钱　甘遂末三分

水二盅，煎一盅，入硝煎一沸，入甘遂末服。

小陷胸汤　治小结胸。

黄连一钱五分　半夏三钱　瓜蒌仁二钱

水二盅，煎一盅服。

抵当汤　治血结胸，谵语，小腹满，漱水不欲咽。

水蛭　虻虫各十枚　桃仁十枚　大黄八钱

水二盅，煎一盅，热服。

小半夏汤　治水结胸。

半夏四钱　白茯苓二钱五分

水二盅，煎一盅，入姜汁，热服。

半夏泻心汤

半夏一钱　黄连五分　人参　甘草　黄芩　干姜
各一钱

水盅半，姜五片，枣五枚，煎八分，温服。

半夏生姜汤　治咳逆，水谷不下而呕吐。

半夏五钱　生姜一两

水煎服。

半夏桂甘汤　治非时暴寒，伏于少阴，脉微弱，
次必下利，一名肾寒。

半夏　桂枝　甘草各三钱

水盅半，生姜五片，煎八分服。

厚朴半夏甘草人参汤

厚朴　半夏各一钱　甘草　人参各五分

水盅半，姜五片，煎八分服。

甘草泻心汤

半夏泻心汤加甘草。

生姜泻心汤　治下痢，心下痞，腹中雷鸣。

甘草泻心汤减甘草一半，加生姜一倍。

赤茯苓汤　治厥阴消渴，气上冲，吐下后，身振摇，肉惕。

赤茯苓　陈皮　人参各一钱　白术　川芎　半夏各六分

水盅半，煎八分，温服。

茯苓甘草汤

茯苓三钱　桂枝二钱　甘草一钱

水盅半，生姜五片，煎八分服。

茯苓桂甘白术汤

茯苓三钱　桂枝一钱五分　甘草　白术各一钱

水二盅，煎一盅，温服。

四逆汤　治太阴汗利不渴，阴证脉沉身痛。

附子三钱　甘草　干姜各一钱五分

水盅半，煎八分服。

当归四逆汤

当归　桂枝　芍药　细辛各一钱　甘草　通草各七分

水盅半，大枣三枚，煎七分服。

通脉四逆汤　治厥逆下利，脉不至。

四逆汤加甘草一倍。

真武汤　治阴证脉沉，身痛；少阴腹痛，小便不利。

附子三钱　生姜五钱　白术一钱　茯苓　芍药各二钱

水三盅，煎盅半，分二服。

附子汤　治阴证脉沉，身痛，少阴背恶寒，口中和。

附子生用，二钱　人参　白术　茯苓　芍药各一钱

水二盅，煎一盅，分二服。

甘草附子汤　治风温，小便不利，大便反快。

甘草炙　附子各一钱　白术　桂枝各一钱五分

水二盅，煎一盅，温服。

甘草干姜汤　治少阴，小便色白，吐逆而渴，

动气，下之反剧。身虽有热，反欲蜷卧。

甘草二钱　干姜一钱

水煎服。

理中汤　治太阴自利，不渴，痰多而呕，腹痛霍乱。

人参　白术　干姜各一钱　甘草八分

水二盅，煎一盅服。腹痛甚加附子；寒而吐者加生姜；小便不利加茯苓；肾气动者去术。

附子防风汤

附子　防风　柴胡各八分　白术一钱五分　桂心　茯苓　干姜各五分　五味子　甘草各四分　生姜五片

水盅半，煎八分服。

芍药甘草附子汤　治汗下后恶寒。

芍药　甘草　附子各二钱

水二盅，煎八分服。

霹雳散　治阴盛隔阳，身冷脉浮，烦躁欲水。

附子一只，炮　用冷灰埋之，取出细研，入真腊茶一钱，同研，分二服。每服水一盅，煎六分，入蜜一匙，冷服。

白通汤 治少阴下利。

葱白三茎 附子三钱 干姜三钱五分

水盅半,煎七分服。

正阳散 治阴毒面青,四肢厥冷。

干姜五分 附子一钱 甘草五分 麝一分 皂荚

一分

为细末,水一盅,煎五分服。

枳实理中丸 治寒实结胸。

枳实十六枚 干姜 白术 甘草 人参 茯苓各

一两

为末,蜜丸,弹子大,热汤化下,连进二三服。

干姜附子汤 治下后复发汗,昼夜不得眠,无

表证,脉微。

干姜二钱 附子三钱

水煎服。

干姜黄芩黄连人参汤 治寒气内格,食入即吐。

干姜 黄芩 黄连 人参各等分

水盅半,煎八分服。

脾约丸 治津少大便秘。

大黄　枳实　厚朴　白芍药各五钱　麻子仁一两
杏仁三钱

为末，蜜丸，桐子大，每服三十丸，温水下。

金匮风引汤

大黄　干姜　龙骨各二两　桂枝　甘草　牡蛎各
一两　凝水石　滑石　赤石脂　白石脂　石膏　紫石
英各三两

为粗末，以囊盛之，取三指一撮，井水二盏，
煎一盏，去渣服。

百合地黄汤　治百合病。

百合七枚　生地黄汁一盏

先以水洗百合，渍一宿，洗去白沫，别以水二
盏，煎取一盏，入地黄汁一沸，分二服。

犀角地黄汤　治衄后脉微，发狂发黄，失汗成
瘀血，大便黑，漱水不欲咽。

犀角一钱，磨　生地黄四钱　牡丹皮　芍药各一钱

水盏半，煎八分，入犀角服。

大青四物汤　一名阿胶大青汤。治赤斑。

大青　阿胶　甘草各一钱　豉三钱

水盅半，煎八分，入阿胶，候熔，温服。

黑膏　治温毒发斑，呕逆，使毒从皮中出。

生地黄二两六钱　好豉一两六钱　猪膏十两

合露煎之，煎令三分减一，绞去渣，入雄黄、麝香如豆大，搅和，分三服，忌芜夷。

紫雪　治脚气及暑中三阳，所患必热，烦躁发斑。

升麻六钱　黄金十两　寒水石　石膏各四两八钱犀角　羚羊角各一两　玄参一两六钱　沉香　木香　丁香各五钱　甘草八钱

水五盅，煮金至三盅，去金。入诸药再煎至一碗，去渣，投朴硝三两二钱，微火煎，柳条勿停手搅，候欲凝，入盆中，更下朱砂、麝香各三钱，急搅令匀，候冷凝成雪，每服一钱，细细咽之。

吴茱萸汤　治呕，胸满，吐利，手足厥冷，烦躁欲死。

吴茱萸　生姜各三钱　人参一钱

水盅半，枣一枚，煎一盅服。

甘桔汤　治少阴咽痛。

桔梗_{三钱}　甘草_{二钱}

水盅半，煎八分服。

枳桔汤　治痞证，胸满不痛。

桔梗　枳壳_{各三钱}

水煎，热服。

防风白术牡蛎散

防风　白术　牡蛎_{各等分}

为末，每服二钱，米饮调服。汗出服小建中汤。

五积散　治感冒，脚气，食积，心腹满痛，呕吐，背项拘急。

川芎　苍术　桔梗　橘皮　枳壳_{各七分}　白芷
官桂　人参_{各五分}　厚朴　芍药　茯苓　当归　干姜
麻黄　半夏_{各八分}　甘草_{炙，五分}

水二盅，姜三片，葱白三茎，煎八分服。

十枣汤　治痞硬胁痛，干呕短气，汗出不恶寒。

芫花　甘遂　大戟_{各等分}

水盅半，先煎大枣十枚，取八分，入药末七分，平旦温服，若病不除，再服五分。

桃花汤　治少阴下利脓血，并温毒下利。

赤石脂五两三钱，一半煎用，一半为末用　糯米三合
干姜三钱

水二盅，煮米令熟，去渣，温服。一盅入赤石
脂末方寸匕，日三服，愈止服。

冲和汤　即九味羌活汤。治伤寒两感。春分后
代桂枝麻黄汤用。

羌活　防风　苍术各一钱　甘草　白芷　川芎
生地黄　黄芩各一钱五分　细辛七分

水二盅，姜三片，枣一枚，煎一盅，热服取汗，
有汗者去苍术，加白术；渴加葛根、石膏。

柿蒂汤

柿蒂　丁香各一钱五分

水盅半，姜五片，煎八分服。

乌梅丸　治蛔厥。

乌梅七十五个　细辛　附子　人参　柏皮　桂枝
各一两五钱　干姜二两五钱　黄连四两　蜀椒　当归各
一两

十味各捣末，以苦酒渍乌梅一宿，去核蒸之，
五升米饭在下，饭熟捣梅成泥，和匀诸药，蜜丸

桐子大，米饮下十丸，渐加至二十丸。忌生、冷、滑物。

牛蒡根汤 治汗不流，是汗出时盖覆不密，故腰背手足搐搦。

牛蒡根 麻黄 牛膝 天南星各六钱

为末，好酒一升同研，以新布滤取汁，用炭火半秤，烧一地坑通赤，去火令净，投药汁在坑内，烧令黑色，取出细研，每酒调服五分，日三服。

地榆散 治伤寒热毒不解，晚即壮热，腹痛，便脓血。

地榆 犀角 黄连 茜根 黄芩 栀子仁各八分

水二盏，韭白五茎，煎一盏服。

酸枣仁汤 治汗下后，昼夜不得眠。

酸枣仁炒 甘草 知母 麦门冬各一钱 茯苓 川芎各六分 干姜三分

水煎服。

茅花汤 治鼻血不止。

茅花一握，无花用根

水三盏，煎盏半，分二服。

柏皮汤　治热毒入深，吐血。

柏皮三钱　黄连　黄芩各一钱五分

水二盅，煎一盅，去渣，入阿胶，候熔服。

麦门冬汤

麦门冬　甘草各二钱五分

粳米汤盅半，枣二枚，竹叶十五片，煎八分服。

小续命汤　方见真中风。

黑锡丹　方见头痛。

大秦艽汤　方见真中风。

补中益气汤　方见类中风。

藿香正气散　方见真中风。

葳蕤汤　治风温，冬温，春月伤寒。

葳蕤　石膏各一钱　麻黄　白薇　羌活　杏仁　甘草　川芎各六分　青木香五分　干葛一钱

水煎服。

牡蛎泽泻汤　治瘥后从股以下有水气。

牡蛎　泽泻　蜀漆　商陆　葶苈　海藻　瓜蒌根各等分

为末，米饮调服。

猪肤汤 治少阴下利，咽痛，胸满而烦。

猪肤五两

水四盅，煎二盅，加白蜜十匙，白粉二合，熬香，和令得所，分二服。

猪胆鸡子汤 治伤寒五六日出斑。

猪胆三个　鸡子一枚　苦酒十匙

和匀，煎三沸服。

鳖甲散 治伤寒八九日不瘥，诸药不效，名坏伤寒。

鳖甲　升麻　前胡　乌梅　黄芩　犀角　枳实各七分　生地黄一钱　甘草五分

水盅半，煎八分服。

白头翁汤 治胁热而利，渴而下利。

白头翁　黄柏　秦皮　黄连各一钱五分

水盅半，煎八分服。

赤石脂禹余粮汤 治痞而下利不止，当治下焦。

赤石脂　禹余粮各三钱

水煎服。

葶苈苦酒汤 治发狂烦躁，面赤咽痛，大下伤血，发热脉涩。

　　葶苈五钱　苦酒一碗半　艾汁半碗

　　煎取七分，作三服。

　　治蟹桃仁汤　治伤寒失汗，变成狐惑，唇口生疮，声哑不出。

　　桃仁　槐子　艾各三钱

　　水二盅，枣十个，煎一盅，分二服。

　　雄黄锐散　治狐惑，唇疮，声哑。

　　雄黄　桃仁　苦参　青葙子　黄连各等分

　　为末，艾汁为丸，如小指尖大，绵裹纳下部中。

　　豭鼠粪汤　治男女阴阳易。

　　韭根一大握　豭鼠粪十四枚，两头尖者是

　　水盅半，煎七分，去渣，再煎一二沸，温服。

　　安神丸　方见惊悸。

　　瓜蒂散　治寸脉大，胸满，多痰有涎，病头痛。

　　瓜蒂炒　赤小豆各等分

　　二味别捣筛为末，合和，以水二盅，煮香豉一合作稀粥，去渣，取三分之一，和散一钱，顿服之。如未吐，少少又加。

大羌活汤 治两感元气实，感之轻者可治。

防风 羌活 独活 防己 黄芩 黄连 苍术 白术 甘草_炙 细辛_{各二钱} 知母 川芎 生地黄_{各一两}

每服五钱，水二盏，煎一盏，热饮之。未愈，连服三四剂，若有他证，遵仲景法。

辟邪丸 服此，虽与病人同床合被，亦不能传染也。

雄黄_{一两} 丹参 鬼箭羽 赤小豆_{各二两}

上为末，蜜丸桐子大，空心温水下五丸。